認知症を先送りさせる
前頭葉刺激習慣のすすめ

和田式 老けないテレビの見方、ボケない新聞の読み方

和田秀樹

白秋社

はじめに

老後の過ごし方や認知症にどのように向き合うかといった老いに関する本がたくさん出版されています。超高齢社会の反映でしょう。

総務省が2023年、敬老の日を迎えるに当たって発表した統計によると、65歳以上の高齢者人口推計は9月15日時点で3623万人。総人口に占める割合は前年比0・1ポイント増の29・1%で過去最高を更新しました。80歳以上の人は前年比27万人増の1259万人。初めて「10人に1人」に達したのです。「老い本」が相次ぐのもうなずけます。

ともすれば、高齢者は社会や若い人に面倒をかける、税金をたくさん使う、とお荷物扱いされがちです。最近、成田とかいう人気経済学者が「少子高齢社会の唯一の解決策は、高齢者の集団自決」といった内容の発言をしました。高齢者差別以外の何ものでもありません。怒りを覚えます。こんなことをうつ病の高齢者が聞いたら、何人もの自殺を誘発するかもしれません。もしそうなれば、大量殺人とさえ言えるのです。

高齢者は、これまでずっと働いてきたり、家事や育児をしたりと社会や家庭を支え、今の日本を築いてきたのです。もちろん、税金や社会保険料もきちんと払って貢献してきたのです。そんな人たちが、年をとっても心豊かに自立した幸せを感じる生活を送りたいと願い、模索する。何が悪い！です。

高齢者に限らず誰もが、社会に「貸しを作る」生き方をしているのです。人生の終盤は誰もが、正々堂々と社会から貸しを返してもらうぐらいのつもりで、迷惑をかければいいいと、私は考えています。

かく言う私は、この数年で１００冊以上の高齢者向けの本を出しています。多すぎるという声もありますが、それでも、出し続けるのはなぜか――老いや認知症に関する誤解が多く、それを解きたい、正しく知ってほしいからです。老いや認知症を恐れることなく、引け目を感じることなく楽しく幸せな老後の生活を、皆さんに送ってほしいからです。

臓器を専門とする医者は、自分の専門分野のみを治療することしか考えず、「あれもダメ、これもダメ」「この薬を飲まなければならない」とアドバイスします。

総合的に高齢者の心身を診てきた私からすると、それは結果的に、高齢者の生活の質を下げ、楽しくない老後生活にしてしまう。さらにボケを誘発し進行させることにもなるのです。

私は高齢者医療に長年携わってきました。その中で痛感したのは、「脳」の大切さです。老化は脳から来ると信じています。かつ、最も老化を防ぎにくいのも脳です。だから、なるべく脳を生き生きとさせ、快適で幸せな高齢期の「今」を過ごすためにはどうしたらよいかを、追求しているのです。健康診断の数値に汲々《きゅうきゅう》として、それを改善して寿命を延ばすというのではなく、身体全体を見て、現在どのような生活をすることが一番よいかを考えるべきだと強く思います。認知症の人でも同じなのは当たり前です。

認知症であろうとなかろうと、老後に一番大切なのは「生きる意欲」だと私は考えます。新しいことに挑戦してワクワク、楽しく脳を使うことです。そのような信念に基づき、高齢になったら、どうすればよりよいかを記しました。

私は高齢者向けの本をたくさん著してきましたが、他の本にはなくてこの本で特に注目したのは、テレビと新聞です。本書を手にとってくださった方の多くは、新聞を自宅でとって読むのが日課でしょう。また、テレビは、一日6時間以上見ている方も多いと推察します。

テレビについて私はこれまで、「テレビ番組の質は劣悪。視聴者の思考を偏らせ、認知を歪めるもの以外の何ものでもない」などと罵倒し、問題点をあばいてきました。「テレビを捨てよう」とも説いてきました。でも、それは制作側を糾弾しているのであって、見ている方々が悪いというのではありません。

そこで、私の経験をもとに、生活に欠かせない身近な存在であるテレビと新聞との付き合い方から、それを使って老いやボケを遅らせる方法までをお伝えいたします。前半で詳述している脳の老化や前頭葉の鍛え方などを頭に置いて読んでくださると、より納得していただけることは確実です。

難しく考えなくてもいいのです。せっかくテレビを見たり、新聞を読んだりするのだったら、本書を参考により有益に楽しみましょう。

二〇二四年六月

和田秀樹

和田式　老けないテレビの見方、ボケない新聞の読み方
～認知症を先送りさせる前頭葉刺激習慣のすすめ～

もくじ

Chapter 2
第2章

認知症は避けられるか？

Chapter 3
第3章

とはいえやっぱり〝ボケ先送り〟の妙案

Chapter 4
第4章

脳を鍛え、老けさせない！
和田式！ 多チャンネル時代のテレビとの付き合い方

Chapter 4
第5章
ボケ先送り！ 和田式！ 刺激の宝庫・新聞との付き合い方

Chapter 6
第6章
それでも……ボケの兆候を感じ取ったら

Prologue

序章

前頭葉刺激習慣診断

認知症は、脳の生活習慣病といえます。それでは、どのような生活習慣が認知症を招きやすいのでしょうか。その答えは、脳、特に前頭葉への適度で継続した刺激が少ない日常生活を続けていることです。

本書では、日常生活において前頭葉を刺激し続けることの重要性と、その具体的な方策について解説しています。それが認知症を予防し、発症を先送りさせるための第一歩だからです。

そこで、本書を読み進める前に、まずあなたの普段の生活の様子から、前頭葉にどの程度、刺激が与えられているかをチェックしましょう。

脳の構造

脳は、生命を維持し、全身をコントロールするとともに、人間らしい知的活動を行う上で最も重要な臓器です。「大脳」「小脳」「間脳」「脳幹」の４つの部位で構成され、このうち大脳は脳全体の約80％を占めます。読者の皆さんも遠い昔に学校で習ったはずです。

大脳もまた、「前頭葉」「後頭葉」「側頭葉」「頭頂葉」の４つの部位で構成され、それぞれ主に以下の機能をつかさどるとされています。

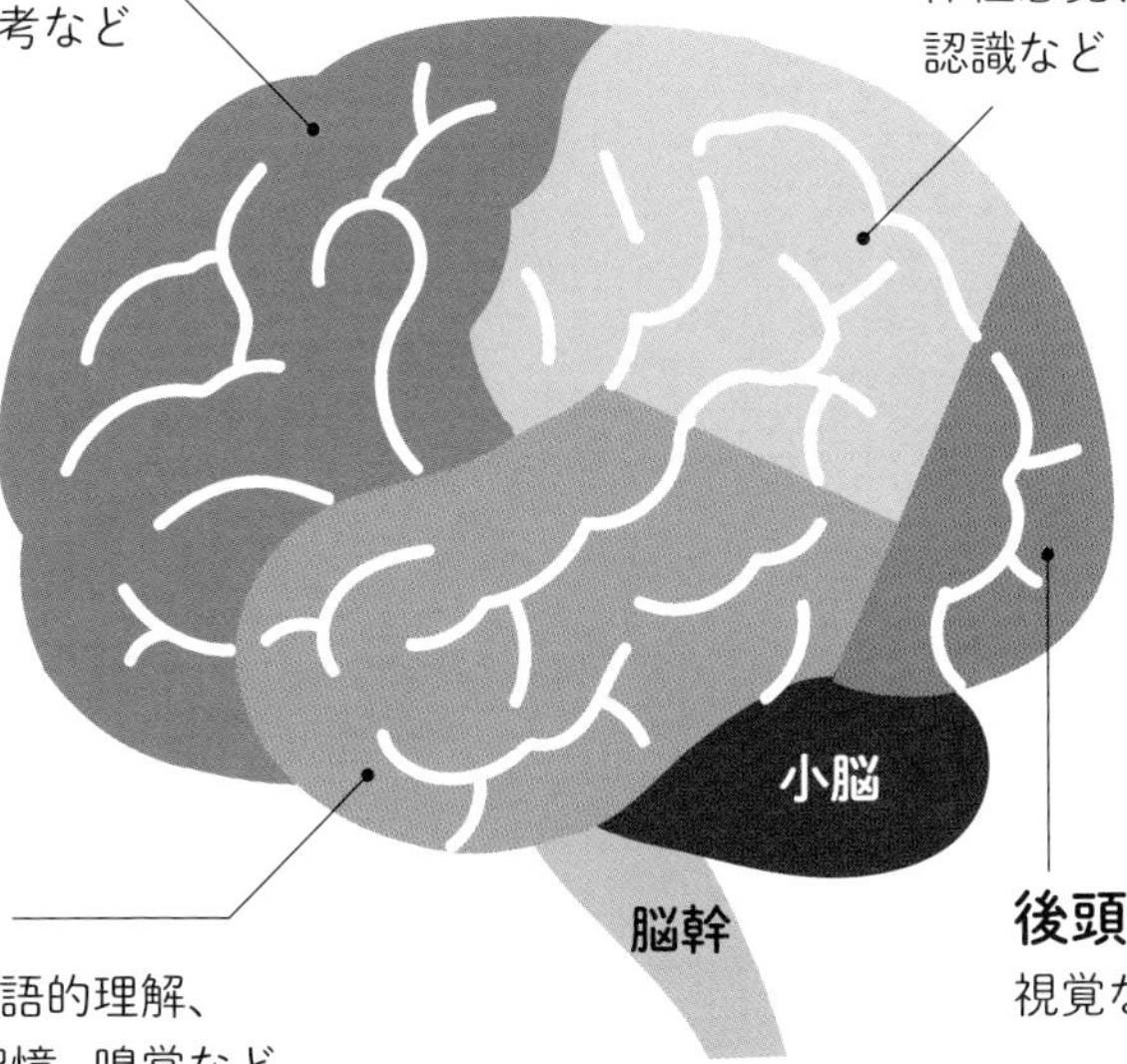

この中で前頭葉は、入手した情報を総合的にとらえ、考え、行動に移し、それをコントロールするとともに、話すことで情報を発信し、また様々な感情を抱くといった人間らしい活動を担います。ひとたびこの機能が低下すると、自分の行動をコントロールできなくなったり、他者とのコミュニケーションが上手に取れなくなったりといった状態に陥る場合が多いのです。

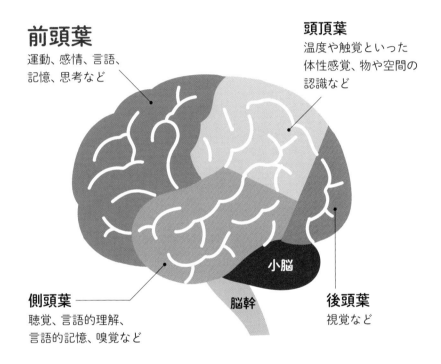

次の設問に「はい」「いいえ」で答えてください。

☑ チェックした日

1回目　年　月　日

2回目　年　月　日

「はい」か「いいえ」いずれかに○をつけましょう

❶ 電話も含め、一日中、誰とも話さない日が週に2日以上ある……はい・いいえ

❷ 終日外出せずに家の中で過ごす日が週に2日以上ある……はい・いいえ

❸ 既に退職しており、仕事といえば家事ぐらいだ……はい・いいえ

④ 新聞や雑誌を定期購読していない……はい・いいえ

⑤ この1週間以上、書籍や雑誌を読んでいない……はい・いいえ

⑥ 朝起きたらすぐにテレビをつける……はい・いいえ

⑦ 見るテレビ番組はだいたい決まっている……はい・いいえ

⑧ 一日5時間以上テレビを見ていることが多い……はい・いいえ

⑨ ラジオを持っていない、または聴くことはほとんどない……はい・いいえ

⑩ この1年以上、映画や演劇、コンサートを劇場に行って鑑賞していない……はい・いいえ

⑪ 自宅はインターネットにアクセスできない環境だ……はい・いいえ

⑫ スマートフォンを持っていない、
または持っていてもうまく使いこなせていない……はい・いいえ

⑬ 長電話をすることがない、またはする相手がいない……はい・いいえ

⑭ 趣味や習い事に興味がない……はい・いいえ

⑮ 定期的に続けている運動・スポーツはなく、
その必要もない……はい・いいえ

⑯ 散歩はいつも決まったコースで、寄り道をしたり
遠回りをしたりすることはない……はい・いいえ

⑰ この年で始めても遅いと思うことが多い……はい・いいえ

⑱ 前より他人の意見を、特に自分の考えと違うとき、
受け入れにくくなった……はい・いいえ

19 以前よりいろいろなことを引きずる（例えば、夫婦喧嘩をしたときのイライラがおさまらない、気になったことをずっと考えてしまうなど）……はい・いいえ

20 最近、聞こえづらくなったと感じる……はい・いいえ

21 噛む力が弱くなったと感じる……はい・いいえ

22 肉や乳製品はあまり食べない……はい・いいえ

23 持病があり複数の薬を服用している……はい・いいえ

24 近所付き合いは必要最低限で十分だ……はい・いいえ

25 日々の生活に意欲が湧かず、特に楽しみにしていることもない……はい・いいえ

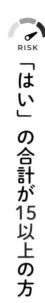

結果診断

RISK

「はい」の合計が15以上の方　危険度★★★

前頭葉への刺激が全く足りていません。まさに、要介護状態や認知症に向かって一直線に進んでいる危険な状況です。設問の「はい」が1つでも「いいえ」に変わるよう、できるところから生活のスタイルを変えるとともに、本書を参考に前頭葉への刺激をどんどん増やしましょう。また、なるべく外に出て身体を動かす時間を増やすようにすることも大事です。

RISK

「はい」の合計が10〜14の方　危険度★★

今後、注意を要しますが、まだ認知症を先送りすることが十分に可能な状況です。そのためには、前頭葉への継続的な刺激を増やすことが必要です。本書を参考に、設問の「はい」を減らす努力を続けましょう。また、新たに趣味を見つけたり、定期的な散歩や軽い運動などに取り組んだりするのもおすすめです。

「はい」の合計が9以下の方　危険度★

まずは合格です。しかし、油断してはいけません。設問の「はい」が増加しないよう気をつけるとともに、減らすことにも取り組みましょう。また、他者とのコミュニケーションを増やすとともに、様々なメディアや芸術に積極的に触れ、前頭葉に刺激を与え続けましょう。旅行や遠方に出かけるのもおすすめです。

※本書を読み終わり、認知症を先送りする行動を開始してから半年程度経ったら、もう一度この「前頭葉刺激習慣診断」をチェックしてみましょう。

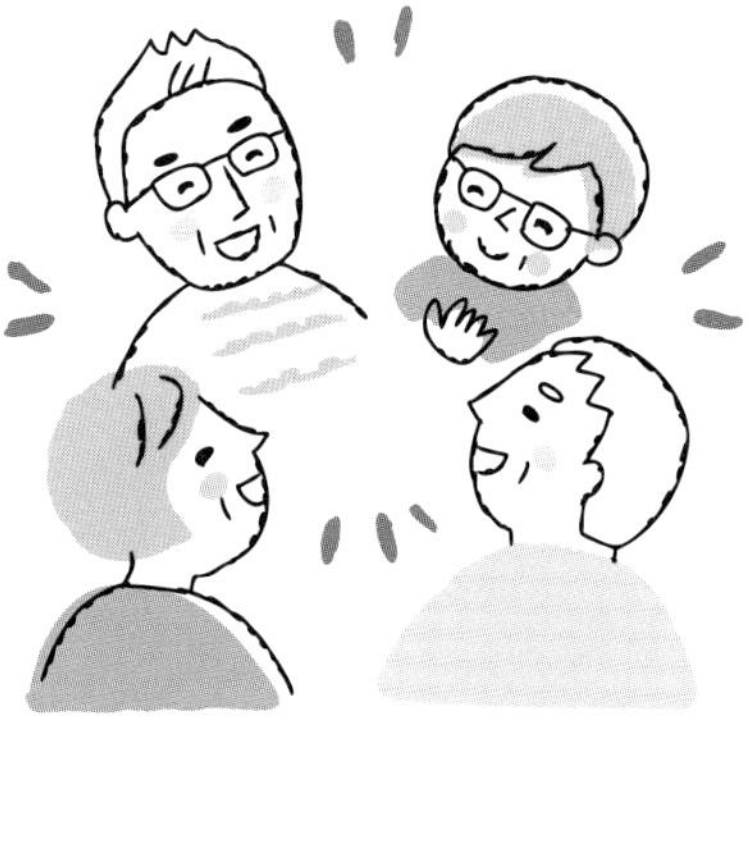

Chapter 1

第1章

脳と身体の老化は皆に必ず訪れる

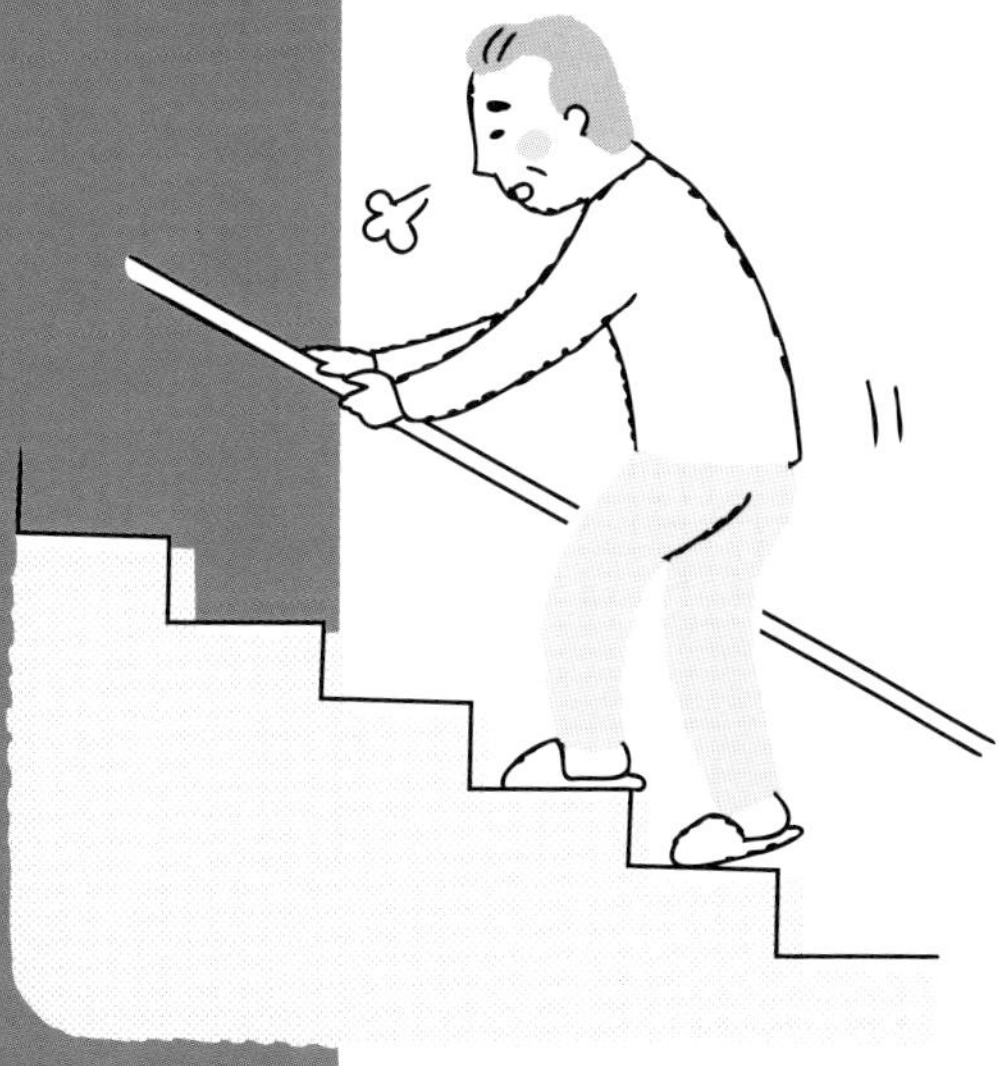

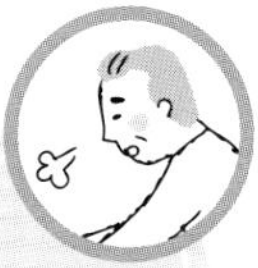

老いとは何か。脳、身体、臓器の3つの老化

一般的に**人間の老化は3つ**あります。

第一に、脳の老化。人によって早い遅いはありますが、脳の機能が次第に落ちていくことです。私は、老化は脳から来ると信じています。**認知症も脳の老化**によるものです。

2つ目は、身体機能の老化。足腰が弱って歩く速度が遅くなってきたり、握力が落ちて瓶の蓋が開けられなくなったりということです。最終的に寝たきりになってしまう場合もあります。

その前の状態として、「**フレイル**」*1、「**ロコモ**」*2、「**サルコペニア**」*3というものがあり、それらの段階でなんとか老化を食い止めようということが言われているわけです。

特に「フレイル」は、年をとって身体や心の働きや社会とのつながりが弱くなった状態で、要するに「要介護一歩手前」。「おいしくものが食べられなくなった」「疲れやすく何をするにも面倒だ」「体重が以前より減ってきた」という傾向があればフレイルかもしれません。具体的には、**①体重減少（意図せずに6ヵ月で2キログラム以上）②活動量減少（軽い運動・体操もしくは定期的な運動やスポーツを週1回していない）③疲れやすい（ここ2週間、わけもなく疲れたような感じがする）④歩くのが遅くなる（秒速1メートル未満）⑤握力が弱くなる（男性は28キログラム未満、女性は18キログラム未満）、の5項目のうち3つが当てはまればフレイルと診断**されます。フレイルの時期に対処することが重要です。

３つ目は、**臓器の老化**。例えば、肝臓の機能が若い頃と比べると落ちて、昔よりお酒が弱くなる、若い時のようにがっつりたくさん食べられなくなる、などの類《たぐ》いです。「臓器しか診ていない」医者がしきりに問題視するのは、血管の老化である動脈硬化です。私は、医者の言う通りに薬を飲んでいると、肝機能や腎機能の老化はむしろ早まると考えています。

28歳から高齢者医療に携わってきた私は、「脳」「身体」「臓器」に起こる老化を診てきた中で「老化は脳から来る」と確信しています。

まずは、「臓器の老化」の問題点から説明します。

＊1　**フレイル**　英語の「Frailty（フレイルティ）」が語源。もろさ、弱さを意味する。日本語では「虚弱」。

＊2　**ロコモ**　「立つ」「歩く」といった身体能力（移動機能）が低下している状態のことをロコモティブシンドロームという。略して「ロコモ」。ロコモが要因で要支援・要介護になった人は全体の約25%を占める。片足で40センチメートルの椅子から立ち上がれなければロコモ。

＊3　**サルコペニア**　高齢期に見られる筋肉量の低下と筋力もしくは身体機能（歩行速度など）の低下のこと。骨格筋量の低下は25～30歳頃から始まり、進行する。主な要因は加齢だが、活動不足や疾患、栄養不良が危険因子。立ち上がりや歩行がだんだんと億劫になる。

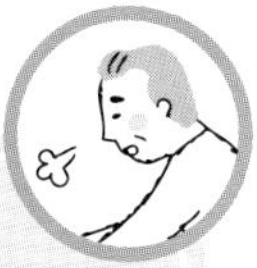

臓器の老化は薬でなんとかなるものではない

臓器の老化で一番問題視されているのが動脈硬化です。動脈硬化とは、何らかの理由で血管の壁が硬くなったり、厚くなったりして詰まりやすくなることで、心筋梗塞や脳梗塞など重い病気を引き起こすとされています。

年をとると、全臓器が衰えていくので動脈硬化だけが起こるわけではありません。動脈硬化は一応コントロールできると信じられているので、動脈硬化につながる血糖値や血圧を下げようと医者は薬を処方します。でも、これらの薬を飲んで検査数値が正常範囲になっても、身体がだるくなり活動レベルが落ちることが多いものです。

私が長年、高齢者を診断している限り、**臓器の老いは薬で止まるものではありません**。１９７０年ぐらいまでは加齢によって引き起こされる病は「成人病」といわれ、年をとったら仕方がないと考えられてきました。その後、１０５歳で亡くなった聖路加《せいるか》国際病院院長だった日野原重明先生の提唱で「生活習慣病」と呼ばれるようになりました。しかし、私は、生活習慣の改善で多少老いは遅くなるかもしれないけれど、そんなに期待できないと思います。

万能細胞であるｉＰＳ細胞[*1]を使って、臓器を再生させることは考えられます。例えば、髪の毛からｉＰＳ細胞を作って肝臓を再生させて入れ替えるとか、動脈にｉＰＳ細胞を貼り付けて若返らせるという可能性もゼロではない。でも、それは未来の話。現時点では臓器の老化を止めるのは不可能と考え、薬にこだわらない生活のほうがいいと強調します。

＊1　**iPS細胞**　人間の皮膚や血液などの体細胞に「山中因子」と呼ばれる遺伝子を導入・培養することで、様々な組織や臓器の細胞に分化し、それを維持できる細胞ができる。この細胞が「人工多能性幹細胞」。英語では「induced pluripotent stem cell」と表記するので頭文字をとって「iPS細胞」と呼ばれる。名付け親は、世界で初めてiPS細胞の作製に成功した京都大学の山中伸弥教授。

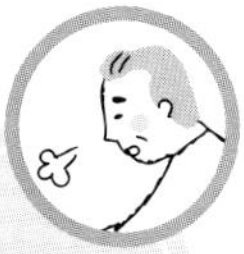

減薬のすすめ

動脈硬化の主な原因は、喫煙、高血圧、高血糖とされています。皆さんの中には、血圧や血糖値、コレステロール値をコントロールするために薬を飲んでいる方は多いと思います。薬で血圧や血糖値などを下げるのは、将来、心筋梗塞や脳梗塞、脳卒中になるリスクを減らすためとされています。

しかし、薬で「正常値」まで血圧や血糖値を下げると、身体がだるくなったり、頭がぼーっとしたりすることがあるのです。コレステロールを下げる薬も、動脈硬化を抑え心筋梗塞のリスクを減らすとされてきました（最近は否定されつつあります）が、男性ホルモンも同時に減らします。ＥＤ（勃起不全）になる人もいます。また、一部のがんになりやすくなります。

身体がだるくなると、あまり歩かなくなるので活動性がにぶり、筋肉が衰えます。それは身体の老化につながります。後述しますが、外出しないと脳も老化します。また、頭がぼーっとしていると脳も働きにくくなる。要するに**薬を飲むと、しょぼくれ老人になってしまう**のです。

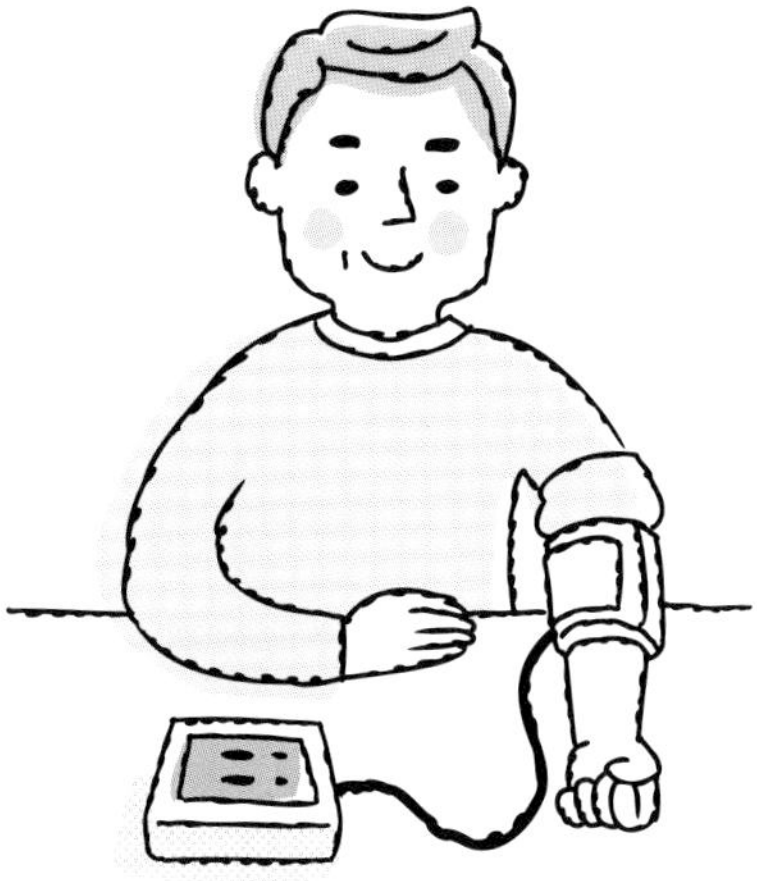

従って、現在、薬を服用していて日常生活で何か副作用を感じているのであれば、我慢する必要はありません。全てやめろとは言いませんが、日常生活の活動に支障がないレベルにしたほうが、身体全体の老化防止にプラスです。

私は間もなく前期高齢者になります。自慢

になりませんが、血圧、血糖値、コレステロール、中性脂肪、全てかなり高い。血圧は薬を使って170㎜Hgぐらいでコントロールしていますが、それより下げようとは思いません。薬でそれより下げると、頭がフラフラするからです。血糖値もなるべく薬を使わず、散歩やスクワットで下げるようにしています。300mg／dℓはありますが日常生活に問題はありません。

高齢になれば、10年先の病を心配して、日常生活に差し障りがあるような副作用のある薬を飲むより、**「今」を快適に過ごすことを優先**して考えるべきだと思います。

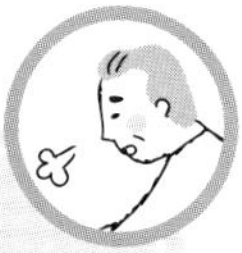

がんは臓器の老い

欧米と異なり日本では心筋梗塞で死ぬ人は少なく、**死因のトップはがん**です。がんは年をとればとるほどできやすくなります。がんも、臓器の老いかもしれません。

なぜなら、人間の身体は、皮膚であろうが臓器であろうが、常に細胞分裂を繰り返しています。短いものだと3日ぐらい、長いものだと1～2カ月で完全に新しい細胞に入れ替わります。若ければ若いほど細胞はきれいに再生されます。例えば、皮膚。皮膚の細胞も常に入れ替わっていて、いらなくなったものが垢になる。だから、垢がよく出るというのは若い証拠です。

一方、年をとるほど、細胞分裂をする際のミスコピーが増え、きちんと再生されなくなります。ミスコピーされた細胞が増殖していくと、本来、自分の体内にはなかった細胞が増えることになり、その一部が「がん」といわれる細胞になるのです。だから、**がんも、老化現象**といっていいでしょう。

若いほど、細胞分裂は活発です。若くしてがんになると進行が速いけれど、高齢になると遅いのも、がんが老化現象であることを示していると思います。

ここで、私ががんの話をするのは、日本ではがんが死因1位なのに、先に述べたように、心疾患や脳卒中で死ぬことを前提にした健康常識や医学常識が押しつけられているからです。血圧や血糖値を下げるために食べたいものを我慢することは、多くの場合、免疫力を下げ、がんに対する抵抗力を弱める可能性があります。

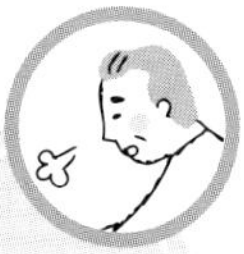

がんを食べてくれるNK細胞

そこで、がんと免疫力の話です。人間の身体には、**体内の異物に対して身を守る機能、免疫**があり、免疫力を発揮するのが免疫細胞です。免疫力は、がんの発症に大きくかかわっています。

がん細胞など体内にできた異物をいち早く認識して、攻撃して除去する免疫細胞が、「**NK細胞（ナチュラルキラー細胞）**[*1]」です。

NK細胞というのは、〝歩兵〟みたいな存在。大病にかかっていないときでも常に働き、体内の出来損ないの細胞を退治してくれる。NK細胞の活性が高い人ほどがんになりにくいとされ、活性は老化に伴い落ちます。NK細胞の活性は20

歳ぐらいの時がピークで、40〜50代だと20歳の時の半分くらい、70〜80代だとそのまた半分になります

NK細胞はまた、非常に〝人間的〟な細胞で、「笑い」や「快体験」で活性が高まることや、逆にストレスやうつ病で活性が落ちることが分かっています。従って**楽しい、面白い、うれしいといった体験は、がん対策にも重要**なのです。

この他、代表的な免疫細胞には、異物を危険なものかどうか判断して、異常な細胞を破壊してくれるT細胞と、抗体を作る働きをするB細胞があります。[*2]新型コロナウイルスのワクチンは、ウイルスに対する抗体を作れとB細胞に働きかけるものです。だから、ワクチンを打ってもB細胞が元気でないと、十分な抗体を作れない。多くの高齢者がワクチンを打ったのに亡くなったのは、その人のB細胞の免疫力が弱かったからだと考えられます。

高齢者の場合、人と会わないで家にずっといると食が細くなって栄養状態も悪くなり、運動不足で免疫力が低下します。ストレスがたまり、それが解消されないと、やはり免疫力は相当落ちてしまう。気をつけねばなりません。

NK細胞を世界で初めて同定した免疫学者の奥村康氏（順天堂大学医学部免疫

学特任教授）は、免疫力アップによい生活習慣として、朝にきちんと日光を浴びることをすすめていらっしゃいます。日光は、様々なホルモン分泌のトリガー（引き金）になることが分かっています。日光を浴びるとすっきり目が覚めて、快適な一日を送ることができます。

こうして、免疫力がアップすることは、後述する脳の老化防止とリンクします。

＊1　**NK細胞（ナチュラルキラー細胞）**　免疫細胞には、元から体内にある「自然免疫」と、ワクチンを接種したりすることで得られる「獲得免疫」がある。NK細胞はリンパ球の中に存在する自然免疫。がん細胞やウイルス感染細胞を攻撃し防御する。

＊2　**T細胞とB細胞**　いずれもリンパ球にある「獲得免疫」。B細胞は抗体を作り出す。T細胞には、B細胞にウイルスに対する抗体を作るように指令するものと、ウイルス感染細胞を攻撃するものとがある。

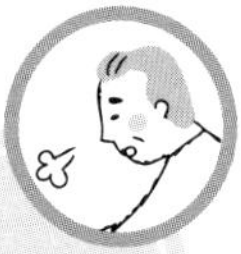

歩かなくなると歩けなくなる

身体機能の老化は足腰が弱くなるとか、骨《こつ》粗《そ》鬆《しょう》症《しょう》で骨が折れやすくなるといった症状に現れます。身体の老化防止で重要なポイントは2つあります。

1つ目が圧倒的に大切で、**足腰や身体の筋肉は、動かし続けていれば割と衰えない**ということ。当たり前のようですが、バカにしてはいけません。若い頃は、スキーで脚の骨を折って1カ月寝たきりの生活を送ったとしても、すぐに歩けるようになります。しかし、高齢者は風邪をこじらせて1カ月寝込むと、歩けなくなり、リハビリをしてから退院となってしまいます。よって、身体機能の老化への対処法は、意識的に筋肉を使い続けることなのです。

先に言及した「フレイル」は足腰が弱った虚弱状態のことですが、放置して要介護状態になるとリハビリをしても元に戻りにくい。でもフレイルの人がちゃんと運動するようになると元に戻るのです。とにかく足腰を動かして筋肉を維持することは大切です。

私が高齢者の免許証を取り上げることについて一貫して強く反対しているのは、このためです。東京にいるとイメージしづらいかもしれませんが、地方では車を取り上げられた高齢者は、外に出なくなってしまうのです。

今、地方の高齢者がどこで歩いているかをご存じですか。ショッピングモールです。でも、車がないとそこまで行けません。高齢者から歩く機会を奪ってはならないのです。高齢者が家に閉じこもっていると、身体機能だけでなく脳機能も衰えてしまいます。

筑波大学などの研究チームの追跡調査がそれを裏付けています。愛知県内の外出手段が車で健康な65歳以上の男女２８００人について追跡調査し、運転継続と要介護認定の関係を分析した結果、車の運転をその後やめて自由に移動する手段を失った高齢者は、運転を続けた人と比べ、要介護状態になるリスクは２・２倍でした。

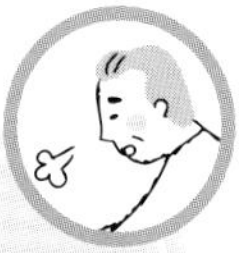

高齢者の運転＝危険、ではない

２０２２年11月に福島市で、97歳の男性が運転する車が、大型ショッピングモール沿いの市道脇の歩道を暴走し、40代女性を死亡させる事故がありました。男性は２０２０年の運転免許更新時に受けた認知機能検査では問題なく、「アクセルとブレーキを踏み間違えた」と供述しています。

認知機能が落ちた高齢者が運転を誤り、大事故をたくさん起こしていると思っている方は多いと思います。でも、それは、メディアが大々的に取り上げて騒ぐからです。

実際には、高齢者が交通事故を起こす確率は高くありません。警察庁交通局の「令和５年中の交通事故の発生状況」によると、原付以上の免許保有者10万人当たりの年齢別事故件数は、16〜19歳が最多で１０２５件。20〜24歳の５８９件と続きます。一方、高齢者で最も事故が多いのは85歳以上の５１９件。70代は７３２件で、20代の１００７件より少ない。

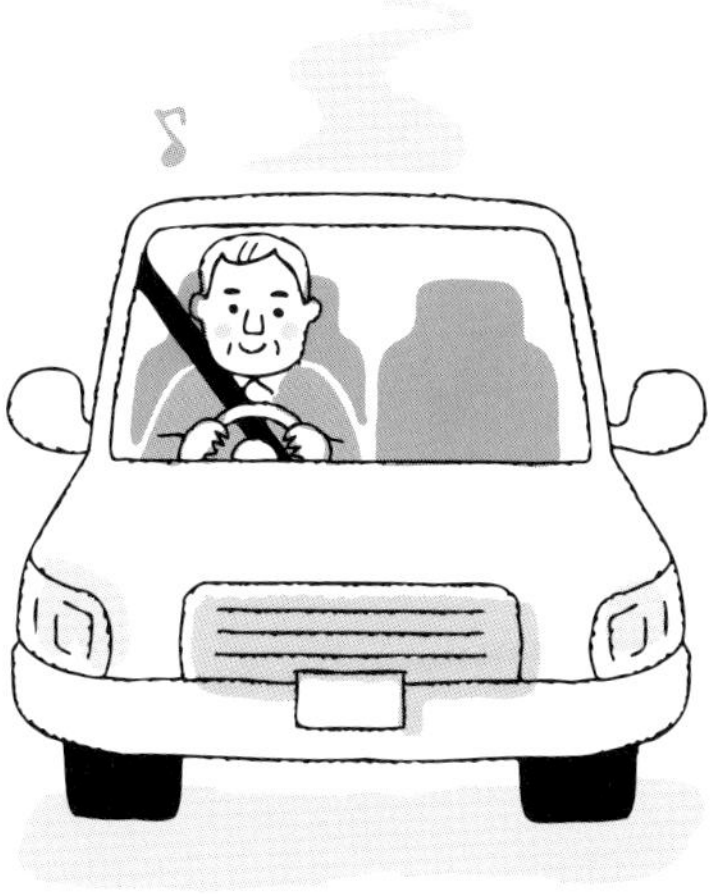

従って、高齢者には運転させるな、免許を

取り上げろということには全く正当性はありません。先の例にあった「ブレーキとアクセルを踏み間違えた」というようなことも、認知症が原因ということはほぼありえません。うっかりしたか慌てたかが原因で、これは若い人でも同じです。ペダルの踏み間違い以外に、高齢ドライバーが起こす逆走や暴走といった明らかに不自然な事故があります。ほとんどが薬による意識障害ではないかと私は見ています。

高齢者は複数の薬を服用していたり、代謝が衰えて副作用が出やすくなったりしているので、意識障害を起こしやすいのです。薬を飲んでいる高齢者は運転を続けるかどうか慎重に判断して、決めることが必要かもしれません。

2017年に改正道路交通法が施行され、75歳以上の高齢者が運転免許を更新する際の認知機能検査が義務付けられました。その結果、「認知症の恐れがある」と判定された人は、専門医の診断を受けるか、医師の診断書を提出しなければならず、診断の結果によっては、運転免許が停止・取り消されます。要するに、認知症と診断されたら免許を取り上げられるわけですが、私のように長年認知症の人を診てきた医者からすると、認知症でも軽いうちであれば楽勝で運転ができると分かっています。

「認知症が進行して、運転に支障を来《きた》すようになったら免許を取り消す」、というなら理解できます。しかし、年齢で一律に免許更新を制約したり、認知症と診断されたから免許を取り消したりすることには反対です。**運転を取り上げることは、身体の老化や認知症の進行を加速**させるからです。

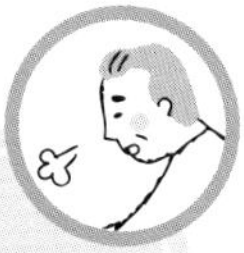

肉食老人になる

身体機能の老化予防対策でもう一つ重要なのは、筋肉の材料となる**タンパク質をしっかり食べる**こと。タンパク質だったら何でもいいだろう、であれば身体によさそうな豆腐を食べようとなるかもしれませんが、摂取するなら植物性タンパク質より断然、動物性タンパク質です。

豆腐と肉の違いは、コレステロールの有無です。肉にはコレステロールが含ま

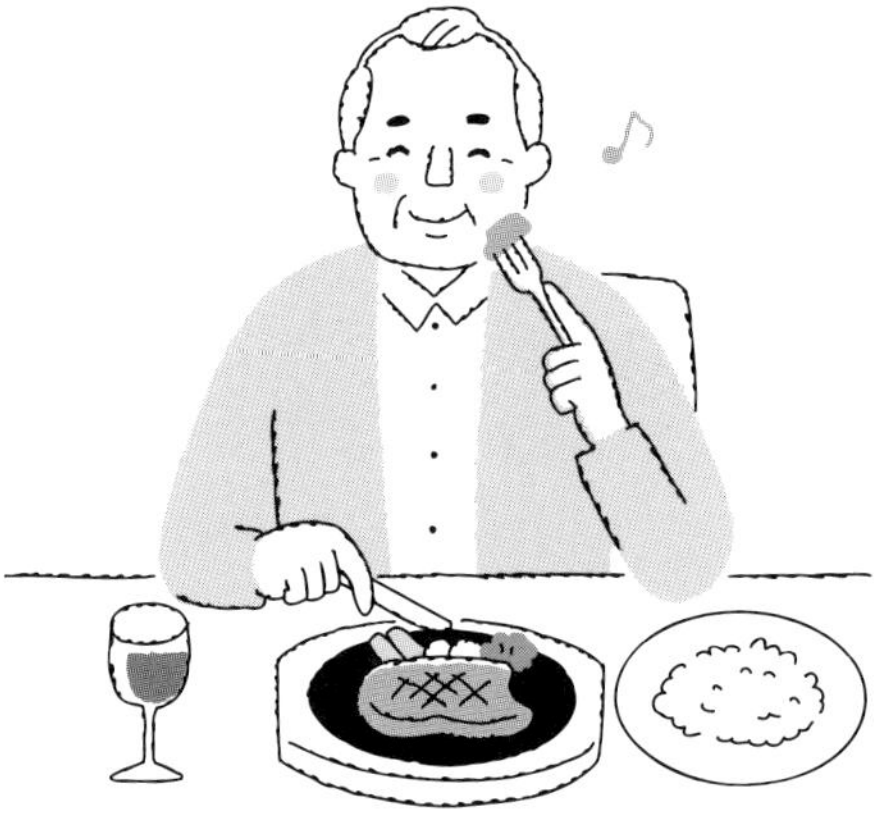

れています。コレステロールは有害物質と思われていますが、これは肉を大量に食べるアメリカの医学の悪影響で、動脈硬化を進めるからコレステロールを減らそう、肉は控えよう、卵は一日1個と言われるようになったのです。しかし、日本人はアメリカ人の3分の1以下しか肉を食べないので、心配する必要はありません。むしろ、今より積極的に食べてほしい。

まず免疫細胞の細胞膜はコレステロールで作られています。**免疫力を高めるにはコレステロールを意識的に摂取**する必要があるのです。

男性ホルモンであるテストステロン[*1]や女性ホルモンのエストロゲン[*2]もコレステロールから作られます。

男性ホルモンは、筋肉や骨の成長、集中力や意欲の向上にかかわります。女性は閉経後に男性ホルモンが増えます。また、女性ホルモンのエストロゲンは、骨形成にかかわる細胞の働きを促進し、骨吸収（古くなった骨が溶かされること）を抑制する働きがあるため、骨粗鬆症のリスクを低下させることが知られています。女性は閉経後にエストロゲンの分泌が減少するため、骨が折れやすくなるのはこのためです。

高齢期には男女ともに、男性ホルモンが減って、筋肉が衰え、意欲が低下することを意識せねばなりません。そのためには、コレステロールを摂取すること。年をとったら肉食男子・肉食女子になりましょう。そして、「そうだ、フィットネスへ行こう！」と意欲を持って、筋肉をつけましょう。昨今、格安なフィットネスクラブも増えています。

俳優の吉永小百合さんは水泳をしていると聞きます。80歳を目前にしてあの若々しさ、美しさ。筋肉の重要性を理解しているからではないでしょうか。

身体を動かすには、骨も丈夫でなければなりません。**骨の老化予防のためには、カルシウムの摂取が必要**。牛乳はとてもいい飲み物です。魚の骨よりはるかにカルシウムの吸収がいいし、手軽に摂りやすい。サプリも悪くありません。特に、女性は閉経後にエストロゲンが減り、骨が折れやすくなるので、肉やカルシウムの摂取が非常に重要です。

＊1　**テストステロン**　男性の主要な性ホルモンで、そのほとんどが精巣で合成される。雄性生殖組織の発達に重要な役割を果たすとともに、筋肉や骨量の増加を促す。男女ともに、気分ややる気などの精神面にも影響を及ぼす。

＊2　**エストロゲン**　妊娠や出産に関係するだけでなく、女性らしさを高めてくれるホルモンとして、肌や髪質をよくするともされる。骨の形成を促し、血管収縮を抑制する。また、骨粗鬆症の予防に関与している。

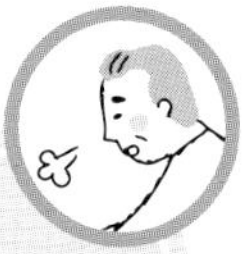

肉は脳の老化を遅らせる

人に幸福感をもたらす脳内の神経伝達物質「**セロトニン**」の材料となるのが、トリプトファンという必須アミノ酸ですが、それが多く含まれているのが肉なのです。セロトニンが減少すると、はつらつさや若々しさ、活動する意欲が低下します。

セロトニンは年をとるほど減少するので、肉を食べると、加齢に伴うセロトニンの減少を補い、脳の老化を遅らせるだけでなく、老人性うつを防ぐことにつながります。後に詳述しますが、老人性うつは、認知症より恐ろしいと私は考えています。また、脳内で睡眠覚醒リズムを調整して眠気をもたらすホルモン、メラトニンもセロトニンから作られます。

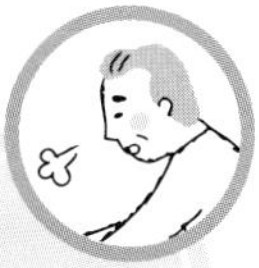

最も不可避な脳の老化 意欲減退に注意

最後に私が一番、声を大にして訴えたいのは、脳の老化についてです。

脳の老化とは、脳の神経細胞の数が減ったり、大脳が萎縮したり、神経のネットワークが減ったりして、脳がつかさどってきた機能が衰えることです。生まれたときから萎縮などは始まっており、老化した脳を元に戻すことはできません。

将来、iPS細胞で脳を臓器として再生できたとしても、記憶や学習したことまでは再生できません。老化の中で最も不可避なのは脳の老化なのです。

人間の脳の老化現象は次のような順番でやってきます。まず意欲がなくなる。次に記憶力が衰える。そして、見当識障害。これは、今、何時ぐらいなのか、今どこにいるのか、目の前の人が誰なのかといったことを認識できなくなることです。そして、最後に知能が衰えていきます。

やれることをやっていれば、最終段階に至る状態を先送りできます。年をとってくると「最近、物忘れが多くなったな」と言う人は多いでしょう。その前に「何をするにも面倒だ」などと意欲の衰えを感じたことはありませんか？　そんな時は要注意です。意欲がなくなるというのは、脳の老化の始まりなのです。

「脳の老化」でいうと、皆さんが「できればなりたくない」と恐れているのが認知症でしょう。第2章で詳述しますが、85歳を過ぎて脳にアルツハイマー型の変性[*1]が起こっていない人はいません。この変性によって認知機能障害（記憶、見当識、言語、計算、理解などの機能の低下）が認められ、日常生活に支障を来した状態を「認知症」というわけですが、「病気」ではなく「状態」を指すものと私は考えています。

年をとってシワやシミのない人がいないように、誰にでも起こる脳の衰えです。

つまり、**認知症は、長生きすれば避けることができない脳の老化現象**のひとつなのです。恐れるのではなく、足腰を鍛えるのと同じように脳の老化予防対策を心がけましょう。

＊１　**アルツハイマー型の変性**　認知症の約70％を占める。脳にアミロイドβなどの不要なタンパク質がたまり、神経細胞が変性して、徐々に死滅することで起きるとされる病変。この病変の影響で神経細胞が障害され脳が萎縮する。２０２３年に保険適用となった認知症の治療薬レカネマブは、アミロイドβを標的としたもの。

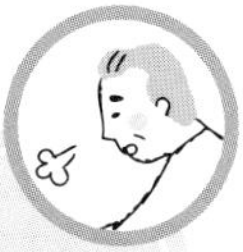

糖質制限、ダイエット絶対反対

身体の老化予防対策のためには「肉食」を、と強調しました。では、脳の老化と食べ物の関係はどうでしょうか。

脳の唯一のエネルギー源として利用できる物質で、人体にとって重要な栄養素

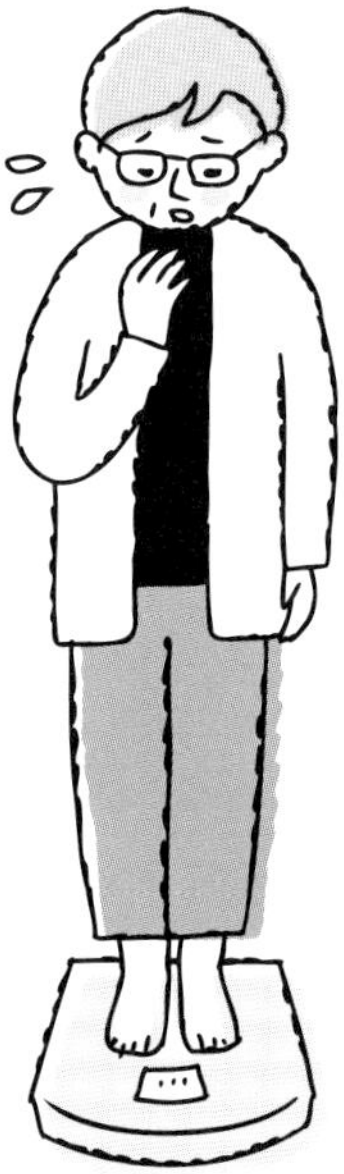

がブドウ糖です。ブドウ糖は「グルコース」と呼ばれる単糖類のことで、穀物や果物など身近な食べ物に多く含まれています。ぶどうから発見されたので、日本語でブドウ糖と呼ばれているのです。

要するに、ブドウ糖は脳をうまく機能させ、老化を防ぐために不可欠なもの。体内で多くは貯蔵できないので、なくなる前に食べ物から取り入れなければなりません。だから、ちゃんと働いたり勉強したりするためにはブドウ糖は欠かせない。最近、朝食を社員に提供する企業が出てきたのもそのためでしょう。

炭水化物の摂取を控える「糖質制限ダイエット」なるものが流行っています。しかし、炭水化物を控えて脳にブドウ糖が足りない状態では、頭の働きが悪くなる。高齢者であればなおさらです。日本人を〝バカ〟にしようとしている風潮としか思えません。

ダイエットでいうと、「女性は痩せているほうが美しい」とメディアが喧伝し、そう信じ込んでいる人が多い。私は、「痩せ信仰」は、現代の纏足《てんそく》*1ではないかと考えています。かつての中国で女性の小さい足を美として称え愛《め》でながら、実際には女性から行動力を奪い、逃げられないようにしたものでした。

現代の女性に対して、「スリムなのが美」「痩せている人が美人」と称え、痩身願望をかきたてるのは、実はダイエットを強いて脳を働かせないようにしていることではないでしょうか。女性が賢くなって管理職や社長、大臣になったら困るという男性が、「女性は痩せているほうがいい」と言ってだましていると疑わざるを得ません。真に男女平等の社会を目指すというのであれば絶対、「痩せ信仰」「痩せ願望」はやめさせなければありません。

肉も炭水化物もきちんと食べる。**少し太り気味、メタボのほうが健康、健全に長生き**できます。

*1 **纏足** 女性に対して幼児期より足に布を巻き、足が大きくならないようにする中国の風習。唐の末期から辛亥革命（1911年）頃まで行われていた。

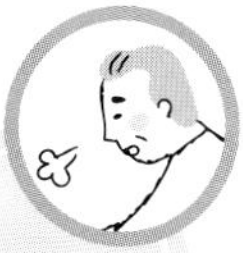

脳の老化は前頭葉から

私は25歳の時に、東京大学医学部附属病院の老人科（現在は老年病科）で研修医となったことから、老年医学の道に足を踏み入れました。ただ、本格的な高齢者医療を行うようになったのは、その3年後、高齢者専門の浴風会病院（東京都杉並区）に勤務するようになってからです。

ここで、膨大な数の高齢者の脳のCTやMRI検査画像をチェックし、毎月8人ほどの脳の解剖結果を見るにつけ、脳の中で**最初に老化が始まるのは前頭葉**であることを確信しました。脳の研究者の間では、かなり早い時期から、脳は前頭葉から縮み始めることが知られていました。

前頭葉はどのような役割を果たしているのでしょうか。脳の大部分を占める大脳は、前頭葉、頭頂葉、側頭葉、後頭葉に分かれています[*1]。前頭葉は、おでこの裏から頭頂部にかけて位置し、大脳の40％を占めています。意欲や思考力、創造性や集中力を高め、感情をコントロールし、コミュニケーションをつかさどり、変化への対応を柔軟にするなど重要な役割を担っています。

前頭葉は脳の中で最も早く老化し、早い人だと40代くらいから萎縮が目立ち始めます。認知症では、側頭葉にあり記憶をつかさどる海馬が萎縮しますが、それよりずっと前に前頭葉は萎縮し始めます。そうすると、創造性や意欲が低下します。50代、60代になって本格的に前頭葉の老化が進行すると、感情をコントロールする力が衰えます。一番制御が難しいのが怒り。爆発するとなかなかおさまらなくなりします。よく、コンビニのレジで「遅い」と怒ったり、いつもは穏やかなのに気に入らないことがあると衝動的に暴力をふるったりする高齢者がいます。このような「暴走老人」の前頭葉では、かなり萎縮が進んでいることでしょう。

＊1　頭頂葉は、身体の感覚から得られる形や重さなどの印象を認識し統合する。側頭葉は、言語、記憶、本能、情動をつかさどる。奥の方にあるタツノオトシゴに似ている海馬という部位が記憶の中枢。後頭葉は、視覚情報を処理。序章13頁参照。

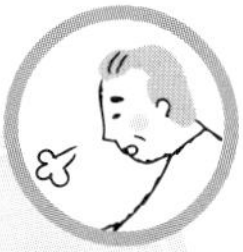

前頭葉を鍛える、を意識

「ロボトミー」という言葉を聞いたことがありませんか。1930年代、ポルトガルの精神科医エガス・モニス氏が統合失調症の治療法として、前頭葉の一部を切り取るのが有効だと提唱しました。これが「ロボトミー手術」です。

ロボトミー手術をすると、大暴れしたり幻覚妄想があったりする統合失調症の人が、見事におとなしくなります。しかも、言語能力や読解力といった知能は全く落ちないということで、モニスはノーベル生理学・医学賞を受賞しました。

ところがその後、手術を受けた人は、興奮状態がおさまらなくなったり、無気力、無感動になったりして、人間性が失われることが明らかになりました。結局、ロボトミー手術は全世界で廃止されました。この不幸で悲惨な結果から、前頭葉の主たる役割が、意欲と感情のコントロールであることが分かったのです。

ロボトミー手術の例でも分かるように、前頭葉が萎縮して機能が低下しても、必ずしも知能が低下するわけではありません。しかし、前頭葉こそが、「人間を人間たらしめている」大切な部位であるということを示しました。IQ（知能指数）という言葉に対して、「EQ」[*1]という言葉があります。「心の知能指数」です。感情のコントロールをつかさどっている前頭葉は、まさにEQをつかさどっているといえるでしょう。

脳の老化を遅らせるには、前頭葉を鍛えることを常日頃から意識すべきです。意識的に鍛えれば、60歳になっても70歳になっても若い人たちに負けない可能性があります。

そんな前頭葉を鍛える「心構え」は3つ。

まず、**「想定外」を意識的に求める**こと。前頭葉が鍛えられていない人は変化を受け入れにくくなるので保守的になります。逆に、グルメ情報サイトを信じるのではなく、新しい店に飛び込んで、自分にとって「うまい！」かどうかを確かめてみることで前頭葉は働きます。なんなら〝ブログ〟を書くぐらいの意欲を持ってください。これは、2番目の「**やってみないと分からない**」に通じます。そして、3つ目。マジョリティが言うことは全部正しいとは限らないということ。多数派の考えに疑問を呈する「**へそ曲がり**」になってください。

これらをまとめると、**「変化」を恐れず、果敢にチャレンジする**生き方、といえるでしょう。

＊1　ＩＱは「Intelligence Quotient」の略。ＥＱは「Emotional Intelligence Quotient」の略。

Chapter 2

第2章

認知症は避けられるか?

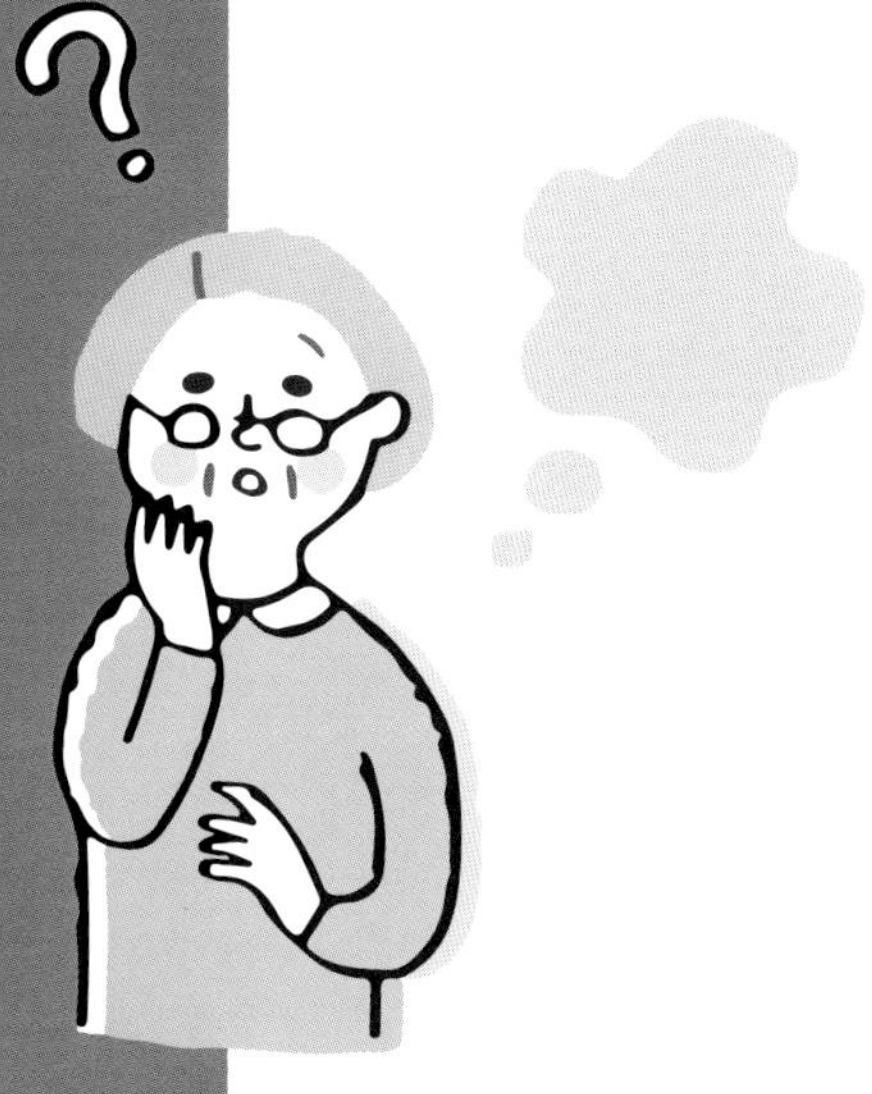

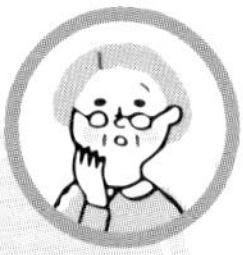

認知症は老化現象

これまでは主に、一般的な「脳と老化」について説明しましたが、本章では認知症にフォーカスします。

２０２４年1月、「共生社会の実現を推進するための認知症基本法」（以下、認知症基本法）が施行されました。第８条では、「国民は、共生社会の実現を推進するために必要な認知症に関する正しい知識及び認知症の人に関する正しい理解を深めるとともに、共生社会の実現に寄与するよう努めなければならない」とうたっています。正しい知識とは何でしょう。

まず理解しなくてはいけないのが、認知症は特別な「病気」ではないということです。正常な認知機能（記憶や判断を行う脳の機能）が何かしらの原因で低下し、生活に支障を来すようになった「状態」です。遅い早いは別として誰しも脳にアミロイドβというタンパク質がたまり、アルツハイマー型の変性はやってき

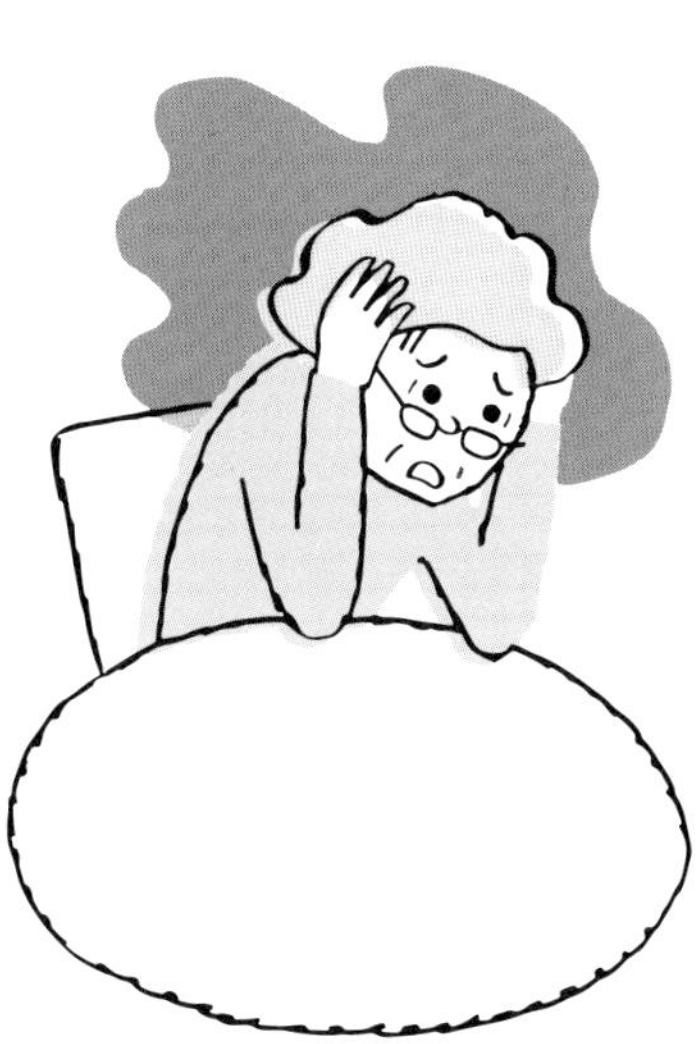

ます。だから、認知症は「病気ではなく老化現象のひとつ」なのです。

厚生労働省の推計[*1]によると、認知症の人は２０２２年に４４３万人。65歳以上の高齢者がピークを迎える２０４０年には、認知症患者が５８４万人、認知症予備軍とされる軽度認知障害（ＭＣＩ）の患者は６１３万人にのぼるということです。65歳以上の３人に１人が認知症またはその予備軍というわけです。

さらに、認知症の人は２０５０年に５８７万人、２０６０年には６４５万人になると推計されています。過去の研究では、２０６０年に８５０万人にのぼると推計されていたのに比べると減っていますが、超高齢社会の進展に伴い認知症の人が増えるのは間違いなく、「誰でも認知症になり得る」と認識せねばなりません。

推計が減った理由について、武見敬三厚生労働大臣は、「健康教育の普及、喫煙率の低下、生活習慣病管理の改善で、ＭＣＩから認知症への進展が抑制された」と指摘しました。だからこそ、脳の健康と生活習慣について考え、備えることが重要なのです。

前述したように、脳の老化は遅らせることができても、止めることや新しい脳に取り替えたりすることはできません。人生１００年時代、認知症は誰にでも訪れうる普通の老化現象となるのです。だから、「避けられるか」と問われたら、「困難」と答えるしかありません。「**早死にするかボケて死ぬか**」の時代に入っているのです。

でも、認知症は急に何もできなくなったり、周囲に迷惑をかけたりするような病気ではありません。これまでの生き方と連続して、軽い状態から次第に進行していきます。アメリカのレーガン元大統領は、退任の5年後にアルツハイマー病を告白しました。その時の症状とその後の進行の状況から、在任中も軽度のアルツハイマー病があったと推察されます。つまり、軽いうちなら大統領も務まるのです。

だから、認知症になったからといって仕事を辞めさせたり、家事をやらせなかったり、運転免許をとりあげたりすることは、私に言わせるとまず「共生社会」

の趣旨に反します。今までやってきたことを続けるほうが認知症の進行は遅くなります。社会から排除すると、症状は進行します。このような「正しい知識」を持って共生することが、認知症基本法の趣旨です。加えて、認知症の進行を遅らせれば、当然、介護保険料もかからなくなり、社会にとってもハッピーです。

認知症は、「不幸な病気」ではありません。症状が進行するほど、いろいろなことを覚えられなくなり、嫌なことが頭から消えてニコニコして幸せになる人が多いのです。

誰にでも起こる老化現象ということを前提に、皆さんに楽しく生きてほしいと思います。

＊1　厚労省の研究班が2022年から2023年にかけ、全国から4自治体を抽出して、医師らが65歳以上の高齢者について認知症の診断を行い、各自治体の有病率から将来の全国の認知症の人の数を推計した。

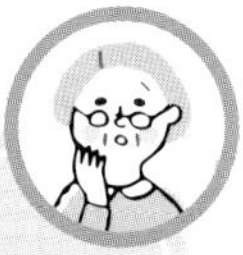

認知症と脳の機能は別もの

私は浴風会病院で勤務していたとき、年間約３００例の高齢者のＭＲＩやＣＴの映像、約１００例の死後の脳の解剖結果を見てきました。分かったことは、同じぐらい脳が縮んでいるのに、全くボケていない人とボケボケの人がいることです。脳を解剖してみると、アルツハイマー型認知症と診断していたのに、アルツハイマー型の変性がとても軽い人もいれば、生前ボケ症状はなかったのにアルツハイマー型の変性がある人がいたのです。

脳というのは、おそらくアルツハイマー型の変性があったとしても、他に生きて働いている細胞があるので、それがちゃんと使われていれば、実生活には問題はないのです。脳の変性に対して実用機能が人によって違うのはそのためだと思います。

従って、あくまでも私の観察によるのですが、頭を使っている人のほうが脳の実用機能は落ちません。つまり身体だけでなく頭も使い続けたら、本来80歳で認知症になるはずの人が、83歳とか85歳まで発症を遅らせることはできると考えます。逆に、定年後、何にもせずにぼーっとして頭を使っていない人は、本当は80歳でボケるはずなのが75歳でボケてしまう、ということが起こりうるのです。

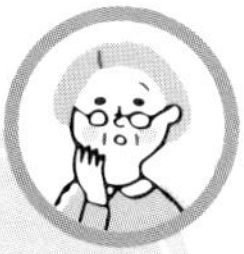

見当識障害とは

アルツハイマー型認知症の主な症状は、次のように順を追って出てきます。

まず、意欲の低下。あまり外に出かけようとせず、身なりや外見に気を使わなくなる。これまで好きだったことを面倒くさがる、といったようなことです。

次に、記憶障害。同じことを何度も話したり、質問したりする。薬の服用、物の置き場所などが分からなくなります。

そして、見当識障害。聞きなれない言葉ですが、まず、**時間や季節が分からな**

くなる。今日の年月日や曜日、時刻、季節を間違えることが多くなります。だから、遅刻をする、外出の準備ができない、季節に合った服装ができないといったことが起きます。次に、場所が認識しにくくなります。通い慣れた場所への道順が分からない、外出した際に、自分のいる場所が分からなくなり家に帰れなくなったりします。認知症の症状で「徘徊」がよく取り沙汰されますが、今、自分がいる場所が分からなくなったり、家への帰り道が分からなかったりすることが大きな要因です。家の中でも、自分の部屋やトイレの場所を間違えるようになります。さらには、人が分からなくなる。同居していない家族や親戚、友人を認識できなかったり、相手との関係を間違えたりします。

そして、**最後に目立つようになるのが知能低下**です。

認知症は、老化現象のひとつですから個人差が大きい。従って、本人の受け止め方や周囲の接し方によって、今説明したような進行の速度は違ってきます。だから、本人の心構えや意欲、周囲の対応の仕方が重要なのです。

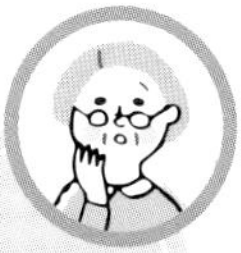

外出が認知症の進行を遅らせる？

1990年代、私は東京都杉並区の浴風会病院に勤務するかたわら、月に2回、アルバイトで茨城県鹿嶋市の総合病院で認知症の外来診療を行っていました。この2つの病院の認知症患者を比べると、杉並区の人はアルツハイマーと診断されたらどんどん症状が進むのに、鹿嶋市の人は症状があまり進まないことを発見しました。

なぜだろうと調べたら、鹿嶋市では地域コミュニティーがしっかりしているから、外出して迷っていても近所の人が連れてきてくれる。また、農業や漁業に携わっている人が多いので、ボケていても仕事を続けている人がたくさんいたのです。

一方、当時は「認知症」を「痴ほう」と呼んでいた時代。杉並区は高級住宅地で富裕層が多いので、「恥ずかしいから」と家族が認知症の人を外出させない傾向がありました。交通量も多いので危険だということもあったでしょう。だから、家に閉じ込める。そうすると、認知症はどんどん進行するという当たり前のことを知りました。認知症になっても、これまで通りの生活を続けたほうが進行が遅い、ということを確信しました。脳は使えば使うほど衰えるのは遅い、ということの証左ではないでしょうか。認知症の人は地域の

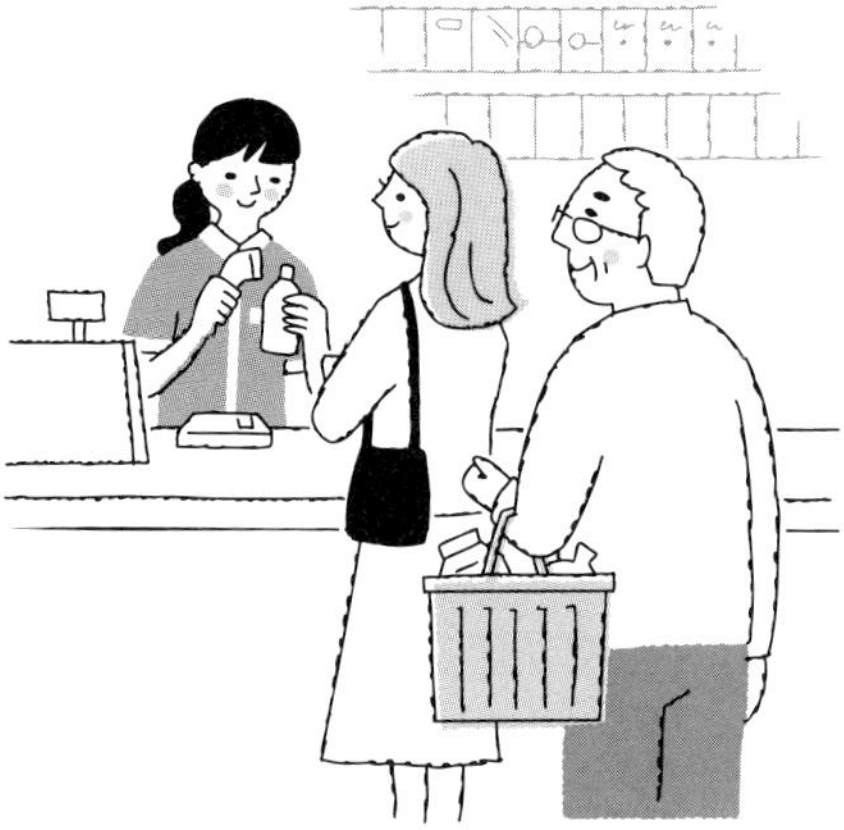

中で暮らし、地域も受け入れることが重要だと認識しました。

一人暮らしのほうが認知症の進行が遅い

同じ頃、保健所からの要請で認知症が疑われる高齢者の家を訪問診療する仕事

もしていました。

ある時、「ゴミ屋敷になっていて臭い」と近所から苦情が出ている80代の一人暮らしの女性の家を訪れました。家の中は弁ガラ（空の弁当箱）の山。臭くて、ゴキブリが這いまわっている。それほど認知症の症状は進んでいるのに、一人で生活できているのです。コンビニに行ってちゃんとお金を払い弁当を買うという経済活動を営んでいる。つまり、生存のための機能は残っているのです。

この例に限らず、特に地方には、明らかに認知症の症状が出ているのに一人で元気に暮らしている高齢者はたくさんいます。家族に頼らず、家に閉じ込められず、一人暮らしで自分の頭と身体を使って自由に生活したほうが、認知症の進行を明らかに遅らせてくれるのです。

こう考えると、**認知症というのはある意味で、「生活習慣病」**だと思います。生活に気をつけることの中に〝薬〟はあるのです。

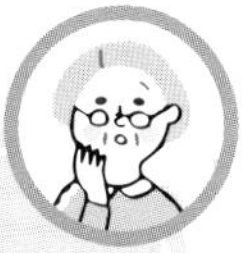

認知症で知ってほしい3つのこと

まず、**「認知症は、急速に進行する病気」だと思っている人がいますが、それは誤解**です。老年性の認知症は、ほとんどの場合、急に何もできなくなったり、周囲を困らせたりする病気ではありません。それまでとの連続性を保っており、軽い症状から徐々に進行します。

初期は、同じことを何度も言ったり、新しいことを覚えられなくなったりしますが、知能はほとんど低下せず、日常生活にはほぼ支障はありません。自分で何でもできる。特に、一人暮らしの認知症の人のほうが生きる力が強いというのは、先述の「弁ガラ」の高齢者（この人は中期よりもっと進んでいますが）が示す通りです。

一人暮らしであろうとなかろうと、なるべく従来してきたことは続けていくほうが認知症の進行は遅くなります。周囲の人も何でも助けるのではなく、本人ができることは、できるだけ続けさせるようにしてください。

次に、時間や自分が今いる場所が分からなくなる見当識障害が見られ、古い記憶もだんだん失われていきます。知能も低下しますが、介護があれば、ほとんどの人はこれまで通りの生活ができます。

末期になると、同居の家族の顔が分からなくなり、会話も成立しない。失禁も多くなり、さらに進行すると寝たきりになってしまいます。

初期から末期まで約10年。40代にだいたい始まる前頭葉の劣化から30年以上。このように認知症は、非常に息の長い病気です。だからこそ、その間に本人にも家族にも打つ手はたくさんあります。認知症と診断されて「人生、おしまい」と思い込むのは、よくありません。

２つ目に知ってほしいこと。中には「認知症になって可哀想。不幸だ」と考える人も多いでしょう。私は３０００人以上の認知症の患者さんを診察してきましたが、**症状が進行するほど、皆さん、ニコニコ幸せそう**な人が多いのです。症状が重くなって落ち込むというケースはあまりなく、多幸的になるというのが実感です。嫌なことを忘れてしまうからでしょう。不愉快なことが頭に残らないというのは、すごくハッピーではないですか。

介護する側は「世話が大変で幸せじゃない」と思うかもしれません。でも、認知症は「暴れたり、わけが分からないことを叫んだりする病気」といわれるのも大いなる誤解です。認知症は、暴力的な行動や奇矯な言動など何かをしだす病気ではなく、むしろ「何もしなくなる」「できなくなる」病気です。

徘徊、妄想、不適切な接触や排泄などの問題行動、いわゆるBPSD（行動・心理症状）[*1]はみんなに起きるわけではありません。おそらく10%ぐらいの人でしょう。徘徊が主症状だったら、街中、徘徊老人であふれかえるはずです。

認知症の人を介護する側は、幸せ感を大切にして、とにかく「ご機嫌」な状態でいられるよう心がけたほうが楽です。できることをやらせてあげて、「まだまだできることがあるじゃないか」と本人が思うようにしてあげることです。

ただし、症状が進行して自分でできることが少なくなったら、周囲は大変だというのはよく分かります。介護保険を使い倒してデイサービスやショートステイで預かってもらう、また、ヘルパーさんの力を借りるなどしてください。

＊1　**BPSD**　Behavioral and Psychological Symptoms of Dementia（認知症の行動面・心理面の症状）の頭文字をとった言葉。認知症の症状には、物忘れや判断力の低下など、脳機能の低下といった「中核症状」と、「中核症状」に伴って現れる精神・行動面の「周辺症状」がある。「BPSD」は「周辺症状」とほぼ重なる。行動症状は、暴力・暴言、徘徊、拒絶、不潔行為など。心理症状は、抑うつ、不安、幻覚、妄想、睡眠障害など。

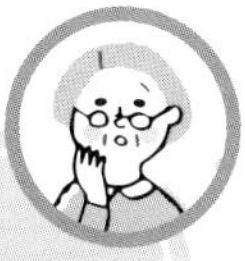

プロの手を借りるのをためらわない

3つ目の知ってほしいこと。認知症は進行が遅くて、ひと様に迷惑をかける病気ではないと言いました。皆さんの中には、親や配偶者を住み慣れた家で看ないといけないと思って、在宅介護をしている方もいらっしゃるでしょう。

でも、自分で抱え込まずに**プロの手を借りることを躊躇しない**でください。

介護保険制度が始まって20年以上たった現在、介護ヘルパーであれ、訪問リハビリであれ、訪問看護であれ、スタッフの技量はかなり高くなっています。ケアマネジャーといわれる人は、きめ細かく相談に乗ってくれます。

デイサービスのような通所型のサービスの利用が賢明です。迎えにも来てくれるし、脳や身体にいいアクティビティーもある。これらは認知症の進行を遅らせてくれるのです。一番手のかかる入浴サービスもお願いできます。

「パラサイト・シングル」「婚活」という言葉を生み出した山田昌弘・中央大学教授によると、結婚してから親が要介護状態になるまで、日本ほど親との接触頻度が少ない国は珍しいとのことです。だから、いざ介護となるとその罪悪感から か頑張りすぎてしまう。介護が本業のようになると、親にとっても子供にとってもよくないのです。「ご機嫌をとる」から程遠く、イライラして当たってしまう。そんな自分が嫌になって気分が滅入る。そうした悪循環に陥らないようにしてください。

何より**無理な在宅介護をすべきではない**と強く訴えたい。認知症は、症状は緩やかですが、それでも最後のほうには、子供の顔さえ分からなくなったり、話が通じなくなったりします。そういうレベルまでいったときには、在宅介護を続けるかどうかを検討すべきです。その前でも「なんだかやばい」と感じたときは、施設に入れることをためらわないほうがいい。

施設に入れることは、介護を放棄したり、親を見捨てたりすることではありません。本当に身内ができる介護で一番大切なのは、精神的な余裕と愛あるコミュニケーションだと私は信じています。

認知症の症状が進んでくれば、家族に介護されようが、赤の他人である施設の人の世話になろうが区別がつきません。特に、BPSDが目立つ人は、早めに施設に入れるべきです。プロの手に任せたほうが介護する側もされる側も幸せなのです。ためらわずにプロに任せましょう。

親や配偶者に特別養護老人ホームや介護付きの有料老人ホームなどに入居してもらい、普段の介護はプロに任せる。その代わりに、心身ともに疲れていない状態で、できる限り見舞いに行ってあげるほうが、介護する側も介護される側も笑顔でいられるのです。

もし自分がボケてしまったら、家族には無理せず施設に入れてよい、と伝えておくことも必要だと考えるべきです。

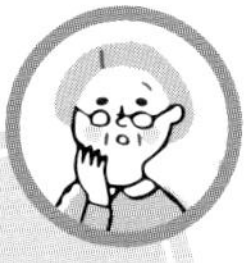

「ボケたもん勝ち」がもたらす心の健康

2つ目に知っておいてほしいことで指摘したように、認知症の人は多幸感が増します。年をとっても人目が気になるとか、年甲斐のないことはできないといった世間体に縛られている人はたくさんいますが、認知症になればそういう呪縛から解放されるのです。不平不満が多かった人も、現役時代に持っていたプライドがなくなり、ニコニコ生活するようになります。

「嫌なこと」も忘れられます。認知症になると、嫌な出来事や悔やまれることがいつまでも残らないのは、辛い思い出を自分に都合がいいように書き換えてしまうからでしょう。ある意味、認知症にはそれまでの人生を幸せ一色に塗り替えてしまう力があるのです。自分がそんな世界にいることを想像してみてください。

ボケたら何もかも失ってしまう、という恐怖感を抱くのではなく、ボケたら幸せになる力が身につくと受け止めてください。**「ボケたもん勝ち」**と思えませんか。

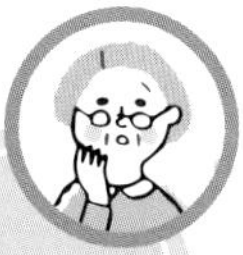

「うつ」に注意

認知症に関連して、1つ注意してほしいのが中高年の「うつ」です。とりわけ、60代後半以降に発症する老人性うつです。認知症は、うつが原因となっているケースが少なくありません。うつによって脳がダメージを受けた分だけ、脳の老化が進み、将来的に認知症になる可能性が高くなるのです。また、認知症を発症すると、初期の頃に、うつを併発する傾向があるので要注意です。

認知症を発症して、「ボケたもん勝ち」という境地に至ればいいのですが、「人生終わった」と落ち込むと、うつを併発しやすくなります。

認知症と老人性うつは全く違います。なんとなく元気がなかったり、記憶力が低下したりといった初期症状は似ています。私の場合、「症状がいつから始まりましたか」と聞いて、本人や家族がはっきり答えられるようでしたら、うつ病の可能性が高いと判断します。自身が「物忘れがひどい」と訴える場合も、認知症よりうつ病が疑われます。

とりわけ、**老人性うつは自殺を招きやすい**ので要注意なのです。心の不調を感じたときは、ためらうことなくお医者さんに行ってください。認知症は、進行を遅らせることはできても完治させることはできませんが、老人性うつは、適切に治療すれば、かなりの確率で治る病気です。

Chapter 3

第3章

とはいえやっぱり〝ボケ先送り〟の妙案

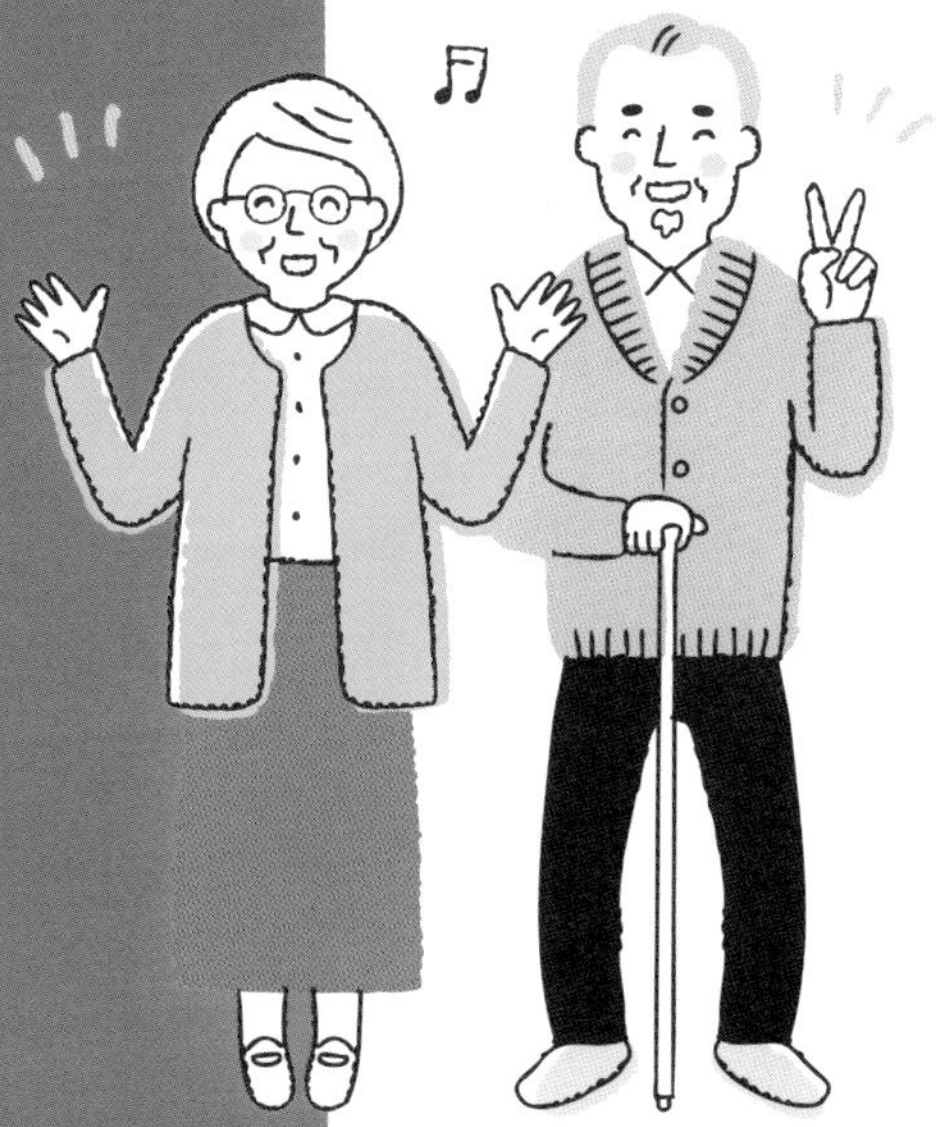

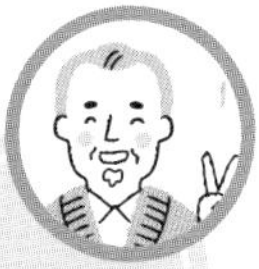

どうしたら認知症の発症を遅らせることができるか

「ボケたもん勝ち」とはいっても、認知症の発症は遅いに越したことはありません。認知症は誰にも等しく訪れるけれど、訪れを遅らせることはできると私は信じています。前述したように、遅らせるための肝が「意欲」を維持し続けることです。

意欲を上げる方法というのは、私が診るところ、**前頭葉を鍛えることと男性ホルモンを増やすこと**です。男性ホルモンについては、先に、コレステロールの摂取が重要で、そのためには「肉食」がよいとすすめました。ここでは、前頭葉を鍛えることを中心にお伝えします。先述したように、前頭葉こそ「人間を人間たらしめている」のです。

頭を使っている人と使っていない人のどちらに、認知症を引き起こすβアミロイドの蓄積量が増えるかについては明らかになっていませんが、使っている人のほうが実用機能は保たれやすいといえます。

一人暮らしのほうが認知症の進行が遅いことが示すように、認知症を一種の生活習慣病ととらえるなら、生活を見直すことが大切です。例えば、定年後、働かなくなって何もしないような生活、つまり頭を使わない生活が一番悪い。コンビニでのアルバイトや地域ボランティアでもいい、何かしら活動して生涯〝現役〟の生活者を目指してください。一方、家族も、食事を作ったり、買い物をしてあげるなど生活に介入しすぎたり、面倒を見すぎたりするのはよくありません。高齢者はボケやすくなります。

生活の中で、**頭を使うときには、特に前頭葉を鍛える**ことを心がけましょう。記憶をつかさどる海馬のある側頭葉より、前頭葉のほうが老化は早く始まります。側頭葉には、言語機能（言葉の理解、話す、文字を読む）や視覚認知（見たものが何かを理解する、色の識別）といった働きがあります。これに対し、前頭葉は創造性を担い感情のコントロールをつかさどる。この機能に注目して〝ボケ先送り〟の妙案を考えましょう。

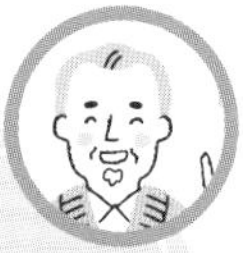

「保続」にヒント

ボケを先送りできるかどうかを考えるときには、まず自分の前頭葉がどの程度、きちんと機能しているかを見ることです。

前頭葉機能がきちんとしているかどうかの判断基準となるものがあります。前頭葉に脳出血や脳腫瘍を起こした人には「保続」という現象が起こるのです。

「保続」とは何か。私は、認知症かどうかを診察するときに、非常に重要なポイントとして「今日は何月何日ですか」という質問を最初にします。そこで、例えば「3月8日」と正解を答えられる人は、認知症でないか、あるいは認知症でも極めて軽いという判断になります。日付というのは毎日変わるので、それを覚えていられるのは近時記憶が保たれている証しです。

認知症が進むと、その日の日付が答えられなくなりますが、自分の生年月日は答えられる場合が多い。生年月日は一生、変わらないからです。

ところが、「今日は何月何日ですか」と質問して、「3月8日」と正しい答えが返ってきた後に、「あなたの誕生日は?」と質問します。すると、前頭葉の機能に障害があると、最初の質問と同じ「3月8日」という答えが返ってくることがあります。これが「保続」という症状です。別の例では、「623+315は?」と聞くと、「938」と答える。正解。計算力は保たれている。でも、別の計算問題を出しても、同じく「938」と答える。質問は変わっているのに、同じ答えを繰り返す。**知能は落ちていないけれど、脳の切り替えができないのが「保続」**です。

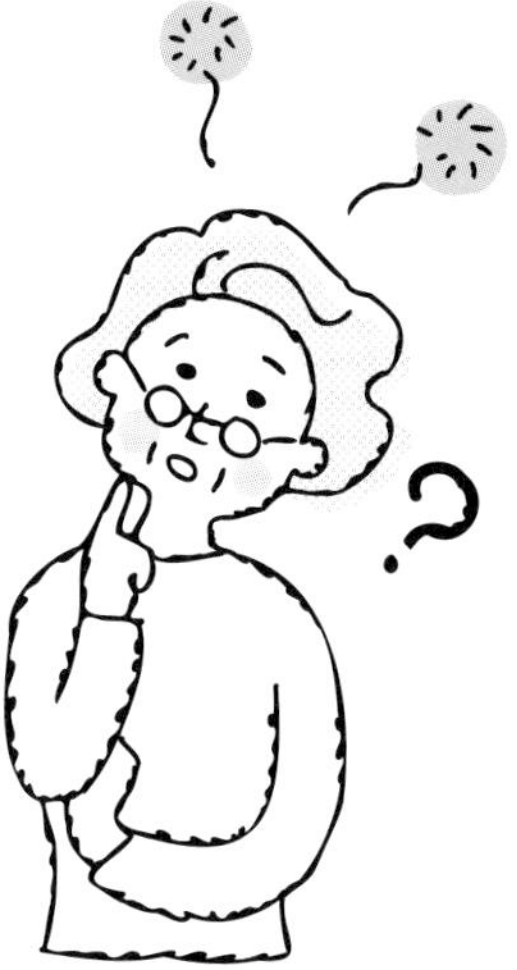

前頭葉の機能が衰えている人には、軽い「保続」があります。つまり思い込みが変えられず、変化への対応が悪くなるのです。会社のある部署で割と仕事のできる人が、他の部署に異動したら全然ダメだったと言うのは「保続」の影響といっていいかもしれません。

日付や計算でなくても、世間の新しいルールやしきたりについていけなかったら、前頭葉が弱ってきているのでは、と疑ってみてください。高齢者だけでなく若い人でも同じです。

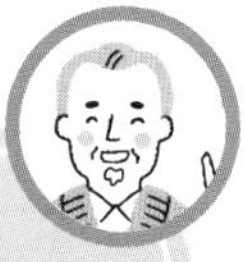

変化に気づけない、ワンパターン

「保続」から分かるように、前頭葉には「隠されたルールを見抜く」「ルール変更に気づく」という機能があると見られます。動物の中で一番前頭葉が発達しているのは人間。だから、地球の変化を察知して、絶滅せずに現在まで生き延びて〝支配〟しているのではないかという説もあるほどです。

これはつまり、目の前の変化に気づけるかどうか、です。前頭葉の機能が衰えると、変化を見過ごすでしょうし、変化したことも分からなくなる。実際、年をとると変化を好まなくなる傾向が強くなっていくようです。その結果、例えば、若い頃は、新しい飲食店を開拓するのに熱心だったのが、年をとると決まった店にしか行かなくなる、最寄りの駅やスーパーに行くのに、いつも決まった道しか通らないようになる。言われてみないと気づかないかもしれませんが、脳の老化からすると問題ありの傾向。**前頭葉の機能が低下してくると、「知らないことは受け入れたくない」と現状維持の心理的傾向が強くなり、結果、行動がワンパターンに陥る**のです。

この点に関して、私がよく「要注意」と指摘することがあります。

▽外食はいつも決まった店でする
▽同じジャンル・テーマや同じ作家の本ばかり読む
▽ジョギングやウォーキング、散歩はいつも同じコースでしかしない
▽ヘアスタイルやおしゃれに気を使わなくなった

などなどです。これらに1つでも思い当たれば、前頭葉の働きが悪くなっている状態と考えていいでしょう。「大したことではないだろう」「好きでやっているからいいだろう」と思わないでください。

逆に言うと、これらの中にはボケを先送りする妙案のヒントが詰まっているのです。

年をとればとるほど、日々を無難に過ごしてしまいがちです。でも、前頭葉は想定外のことが起きたときに、その変化に対応しようとフル回転します。今まで出会ったことがないことに遭遇したとき、ハラハラドキドキで活性化するのです。従って、脳、特に前頭葉の老化を遅らせるためには「変化」を求め、それに繰り返し対応することが重要です。

ちなみに私は、週に2回、年間100回、〝初体験〟をすることを心がけています。たいそうなことではありません。新しくできたラーメン屋さんを見つけて入ってみる、降りたことのない駅で降りてみる、といったことでもいいのです。

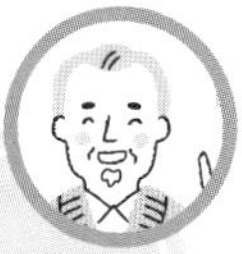

アウトプットこそ重要

もう1つ言えることとして、前頭葉の機能が老化すると、「アウトプット」が苦手になるということがあります。

失語症という症状があり、「感覚性失語」と「運動性失語」に大別されます。前者は、人が話している言葉が理解できなくなり、会話が成り立たなくなったり、訳の分からないことしか話せなくなったりします。相手の話が「インプット」できない状態です。左側頭葉に梗塞や腫瘍ができるとよく起きる症状です。

「運動性失語」というのは、言いたいことがあってもそれを言葉にできない状態。前頭葉が損傷すると起きるとされています。これは、前頭葉が「アウトプット」をつかさどっているということの証左です。従って、**前頭葉の機能を鍛えるには、「アウトプット」を意識する**ことが重要です。

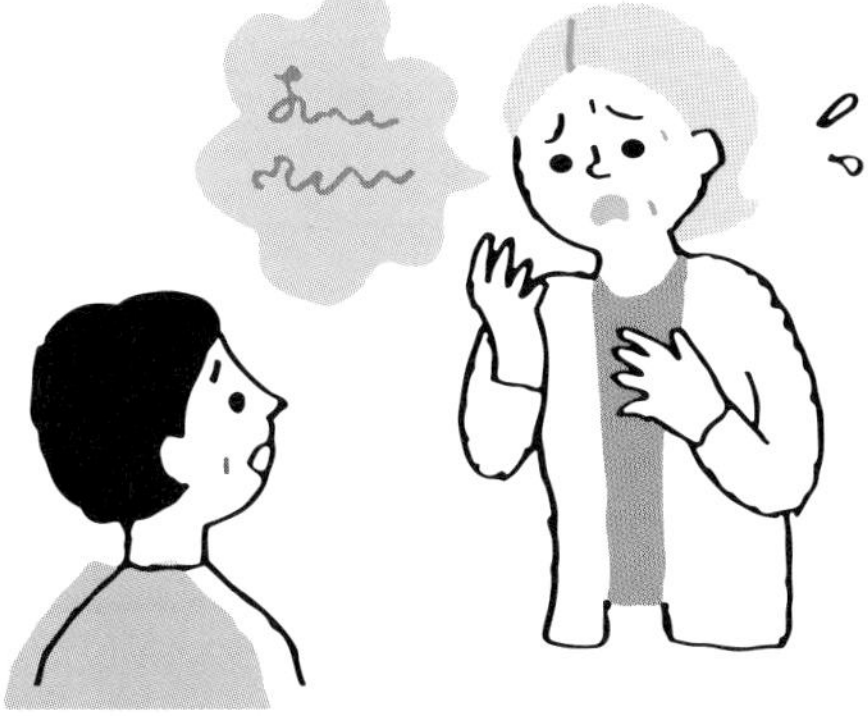

私が尊敬する英文学者でロングセラー『思考の整理学』の著者、外山滋比古先生と生前、対談をしたことがあります。テーマは「定年後の勉強法」。対談が始まるなり、先生がおっしゃいました。「年をとってまで勉強しちゃいかん」と。私は、年をとっ

ても勉強して脳を使うのはよいのではないかと考えていたので驚きました。そのこころをうかがうと、年齢を重ねたら知識をたくわえるインプット型のいわゆる〝お勉強〟ではなく、これまでたくわえた知識や経験をもとに考え、新しい知恵を生み出せということでした。つまり〝アウトプット型〟の勉強です。

よく、定年後、働いているときにはかなわなかった語学や歴史の勉強を始める人がいます。それは悪いことでは決してありません。しかし、インプットに終わらせないことを心に留めておいてください。中には「これこれという本にこう書いてあった」とか「誰々という評論家がこう言っていた」とインプットしたことをそのまま自慢げに披露する人がいますが、それでは前頭葉は活性化されません。インプットした知識をもとに、いろいろ考えて自分なりの意見をまとめ、発信するときにこそ、前頭葉は活性化するのです。

テレビで有名なジャーナリストが解説するのを聞いて、「そうだったのか」と納得して終わるのではダメ。高齢になったら、一生懸命ただ勉強するのではなく、これまで培ってきた経験や知識を生かして、自分なりに加工してアウトプットすることを意識してください。自分のこれまでの経験や得た知識をもとに、独自の考えを発信することに自信を持っていいのです。

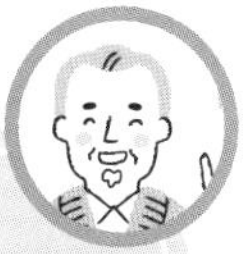

最高の「脳トレ」は人との会話

認知機能の低下を防ぐということで、「脳トレ（脳力トレーニング）」が注目されています。クロスワードパズル、ナンプレ（数独）、折り紙、塗り絵、間違い探し……。毎日、新聞に載っている数独をやっている人もいらっしゃるでしょう。デイサービスのレクリエーションでもこれらは取り入れられています。好きで、やって楽しければいいですし、知能を維持することにはつながるでしょう。

でも、これらの「脳トレ」は認知症予防という観点からは、残念ながらほとんど意味がありません。

米アラバマ大学のカーリーン・ボール博士が２８３２人の高齢者を対象に行った調査で、「言語を記憶する」「問題解決能力を上げる」「問題処理能力を上げる」

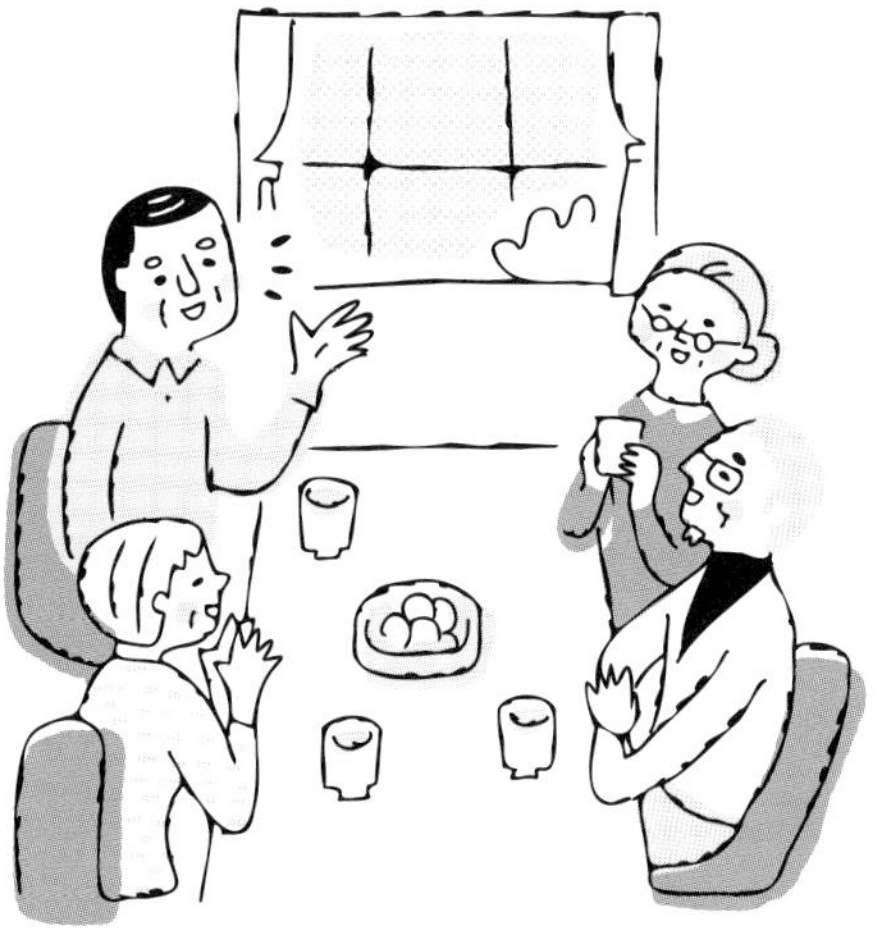

といった脳トレをしたところ、練習した課題のテストの点だけは上がるものの、他の認知機能は上がらないことが分かりました。要するに、数独を続けていれば、数独はできるようになるけれど、生活の中で物事を正しく理解・判断し、適切に実行する認知機能を向上させるトレーニングには全くなっていませんでした。前頭葉を鍛えるものではないのです。

では、どのような「脳トレ」が認知機能に有効なのか。先に、前頭葉を鍛えるには、アウトプットが重要だと指摘しました。私の経験で言うと、**最も効果が高く手軽なのは、人とのコミュニケーション**です。

世界的に有名な医学雑誌「ランセット」によれば、「社会的な交流の不足」を、認知症の3番目に高いリスクとしています。つまり、「人付き合いをしないと認知症になるリスクが高まる」ということです。

人と会話をする場合、想定外の相手の反応に対応しなければなりません。会話をつなげるために、「次はどんな話をしよう」と話題を探したり、相手の気持ちをおもんぱかったりしなければなりません。「変化に対応する」が詰まっているのです。こんな時、脳の中でも前頭葉はフル回転します。

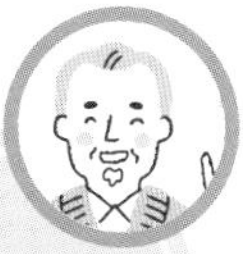

「ほめる」を心がける

会話に関して、私が特にすすめるのは、**相手を「ほめる」**ことです。ほめるには、相手の話をよく聞いたり、相手の表情を観察したりして、ほめるところを発見しなければなりません。それを表現する適切な言葉を考えなくてはなりません。自分の頭で考えて「アウトプット」をせざるをえないのです。

さらに、ほめたことがズバリはまって相手が喜んでくれれば、ほめた側もいい気分になり、脳内で「幸せホルモン」と呼ばれる神経伝達物質のドーパミンが分泌されます。

日本人の悪い癖で、相手が「初めまして」の人だと遠慮して、言いたいことも言わないことがよくあります。年をとってくるとワンパターンで気の合った人としか付き合わないことが多い。数は少なくてもいいけれど、何でも言える友達を作っておくことを心がけてください。

会話の内容も要注意。本や新聞、テレビで得た知識をそのまま伝えるのではなく、その知識や自らの経験を踏まえ**「自分の考え」として発信する**ときに、前頭葉は活性化されることを忘れないでください。

私が、高齢者にデイサービスの利用をすすめる最大の理由は、デイサービスに行けば、介護士さん、職員や通所者とコミュニケーションをとる機会がいやがおうでも増えるからです。家に閉じこもっていてはかないません。ですから、せっかくデイサービスに行くのだったら、自分から積極的に人に話しかけたり、質問したりしてみてください。

人と会って話をすることには、若返りに加え、うつ防止の効果もあります。実際、うつになると人と会うのが億劫になってしまうのですが、そうなる前に「ちょっとやばいな」と感じたら、気持ちを奮い立たせて、友人や知人と会って話をすること、人と付き合うことが大切です。ひと様から元気をもらいましょう。

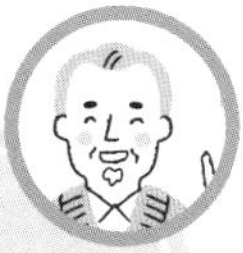

生活に変化をつける

前頭葉を鍛えて**ボケを先送りするには、「変化のある生活」をするのが一番**です。日常に変化をつけることを習慣にしてください。

年をとって会社を辞めると、自由に使える時間がたっぷり生まれます。でも、特に男性に多いのですが、定年後、それまで地域とのつながりがほとんどないので何をしていいか分からず、家でぼーっとしていたり、料理ができずに家族が作ってくれるのを待つだけで、それで嫌がられたりという生活になりがちです。心当たりはありませんか。

思い切って**新しいことに挑戦する意欲**を抱いてください。料理を自分で作るのもいい。料理を作るには、メニューを考え、材料を揃えて、調理手順を考えなければなりません。味付けや火加減なども調整するので、脳をいろいろ働かせなければなりません。手先も使うので、格好の「脳トレ」です。

料理が嫌というのであれば、昼ご飯に手頃な近所の店をいろいろ試してみる。新型コロナウイルス感染症流行以降はテイクアウトOKの店が増えているので、好みの店を探して買ってきて、夫婦で食べるのも新鮮な体験となるのではないでしょうか。そのほうが会話もはずむかもしれません。小さなことで構いませんので、日常の中で変化を追い求めてください。

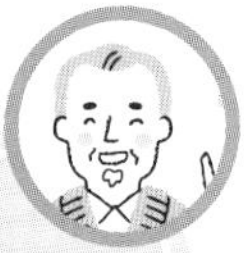

おすすめの「のんびり散歩」

身体を鍛えるためにジョギングやウォーキングを始めるのは、もちろんよいことです。ウォーキングは、足腰を鍛えるトレーニングになるだけでなく、心肺機能や代謝機能を高め、食欲も増進させます。でも、70代になると、あまり負荷をかけすぎると、逆に身体を痛めてしまうので要注意です。

「変化のある生活」という観点から私が一番推奨するのは、散歩です。散歩であれば、手軽に自分のペースで続けやすく、屋外で日光を浴びることでセロトニンの生成も期待できます。

散歩をするのであれば、「変化」「想定外」を意識する。毎日同じコースを歩くのではなく、いろいろなコースを開拓してみてください。また、黙々と歩くのではなく、道すがら景色を楽しむ。散歩道や公園には様々な草木や花があるので、季節による変化を満喫できるでしょう。

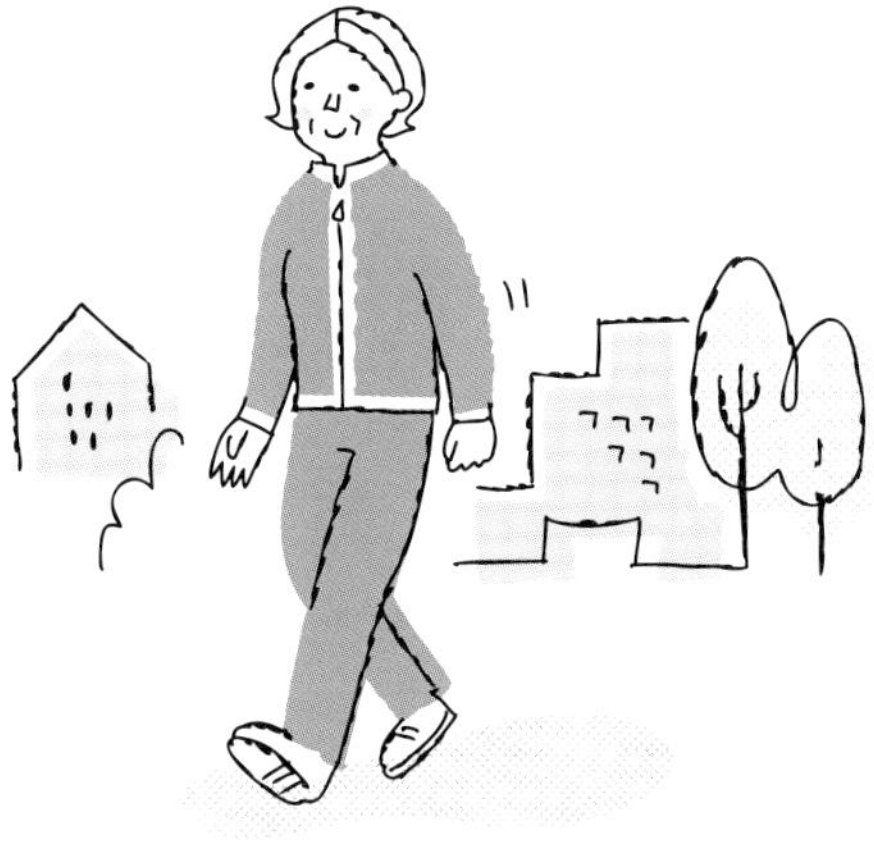

例えば、桜が散った後の季節、樹木は日に日に新緑が芽生え、萌えていく様は驚くばかりです。そんな中をのんびりと様々なことを発見しながら歩いていれば、新鮮なアイデアが浮かんでくること間違いなしです。

あるいは、気になるお店があったら立ち寄ってみる。ピンとくる雑貨に出会えるかもしれません。しゃれたカフェや新規開店した店を見つけてひと休みしてみる。本屋さんに立ち寄って、面白い本を探すのもいい。散歩を、変化と想像力であふれさせてください。

私の知り合いで、年をとってから節税のためシンガポールに移住した人がいました。しかし、料理のバリエーションが乏しく、四季の変化もあまりないということで結局、税金が高くなってもいいと日本に戻ってきてしまいました。幸い、日本は四季に恵まれています。世界各国の多様なおいしい食を手軽に食べられることでは、ずば抜けています。散歩の途中に、そんな日本を満喫したいものです。

週に一度くらいは、電車に乗ったり、車を運転したりして未知の場所に足を延ばして散歩するのもいいでしょう。さらに前頭葉が鍛えられます。

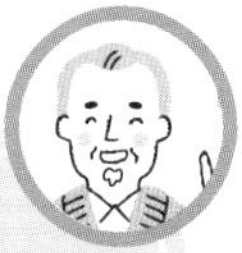

幸せホルモン

散歩が脳にいいのは、天気がよい場合、日光を浴びることになるからです。日光を浴びて歩くことは、**「幸せホルモン」と呼ばれるセロトニン**の分泌を促します。セロトニンは、脳内の重要な神経伝達物質。喜びや快感、意欲をもたらすドーパミンや、不安や恐怖、怒りを引き起こすノルアドレナリンなどの神経伝達物質をコントロールして、心を安定させる働きをします。中高年になるとセロトニンの分泌は減るので、**日光を浴びて“補充”**しましょう。

日光を浴びて作られたセロトニンによって、夜になると脳ではメラトニンというホルモンが作られます。**メラトニンは睡眠ホルモン**といい、人間の睡眠と深い関係があります。

高齢になると、「なかなか眠れない」「眠りが浅い」「夜中に何回も目が覚める」と言う人がいます。これはメラトニンが減少するからです。年をとると朝の目覚めがとても早くなるのも、メラトニンが減っているからです。メラトニンが増えれば、よく眠れるようになり、寝られないという不安から解放されます。老人性うつの予防にもなります。

といっても、紫外線によるシミが残りやすいので、高齢者はわざわざ日光浴をする必要はありません。散歩でもスーパーへの買い物でもいいですから、とにかく家の外に出て、太陽の光を浴びるだけでいい。ご機嫌で幸せな高齢者でいるためには、日光を浴びて歩くことを習慣にするのが大切です。

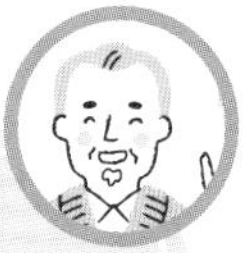

〝なじみ〟になじまない

若い頃は、流行に遅れまいとメディアに取り上げられた新しい店に足を運んだりします。経済的余裕がないと、「より安く、かつおいしいものを食べられる店」を探すのに一生懸命になります。

でも、高齢になって経済的にある程度余裕が出てくると、〝そこそこ〟の値段で〝そこそこ〟の料理やお酒を楽しめる店に落ち着いてしまいます。何度か通ううちに「なじみの店」となり、そこにしか足が向かなくなってしまう。店主や店員との会話は同じような話題、注文も「いつものアレ」。思い当たりませんか。

居心地はいいでしょうから、なじみの店を持つことは決して悪いことではありません。でも、そのような傾向は、脳の機能からすると「引きこもり」なのです。たまには、**思い切って新しい店に挑戦**してみてください。「失敗してもいい」くらいの気力で新規開拓。脳を引きこもり状態から解放しましょう。

これは店に限りません。昔は、映画館によく封切り映画を見に行った方でも、年をとると、なんだか気力が湧かなくなるのも脳の引きこもり現象によるものです。

新しいものに触れることで、脳は活性化します。

映画を見るなら、映画館に出かけ、話題の封切り映画を見る。外出するので、化粧や洋服に気を使うでしょう。見た後は、一杯飲もうということで新しい店を探すことにもなる可能性は高い。家族や友人と一緒であれば、飲みながら映画の感想を語り合い、アウトプットしまくってください。

カラオケで歌うにしても十八番《おはこ》ではなく、これまで歌ったことのない曲に挑む。**心の引きこもりからの脱出**、心がけるようにしてください。

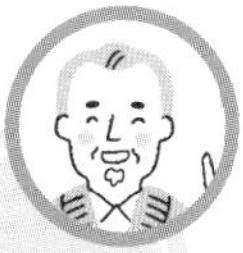

強い刺激を求める

前頭葉にとって、最もよい刺激になるのは、単純に「楽しい」と思えることをすることです。

しかし、年を重ねると若い頃より強い刺激でないと反応しないということがあります。例えば、若い頃、東京タワーや大阪城を初めて見て感激した人も、年をとるとぴんとこないというようなことです。

高齢者にとって「強い刺激」というのは、「質が高い」「レベルが高い」ということに通じます。

お笑いがいい例です。「箸が転んでもおかしい年頃」といいますが、年をとってくると男も女も箸が転んだぐらいでは笑えません（笑）。今のテレビのバラエティ番組に出ているひな壇芸人のトークやコメントなど、「話芸」というのがはばかられるほどのレベル。高齢者が聞いても何が面白いのか分からず、笑えないのではないでしょうか。

高齢者のセンスが古くなったからではありません。若者しか笑わせることができない程度に芸人のレベルが低いからです。若者に合わせる、そんな世の中に迎合する必要は全くありません。

私の娘が中学生の頃、せがまれて大阪の「なんばグランド花月」に一緒に行きました。吉本興業が運営し、漫才、落語、新喜劇を上演する劇場です。客は60代から80代の人たちがほとんど。みんなゲラゲラ笑っていました。私の娘はどうかというと、お年寄り以上にゲラゲラ笑っている。本物の芸は、若い人からお年寄りまで笑わせることができる。これが、「質の高い」ということだと思います。

私は日本一の漫才師を選ぶ「M-1グランプリ」の審査員は、全員80歳以上の人を起用すべきだと思います。日本のお笑いの質を高められるのではないでしょうか。超高齢社会の日本、若者だけに迎合していては、質は保たれません。

お笑いであれば、寄席もおすすめです。本物の芸で、脳が喜びます。また、がん細胞を殺してくれるNK細胞は、笑うことで活性化するのです。

「本物」に投資

また、映画、音楽、演劇などの芸術でも質が高いものを追求してください。これまで経験したことのないレベルの高いものに挑戦すると、脳への刺激は高まります。

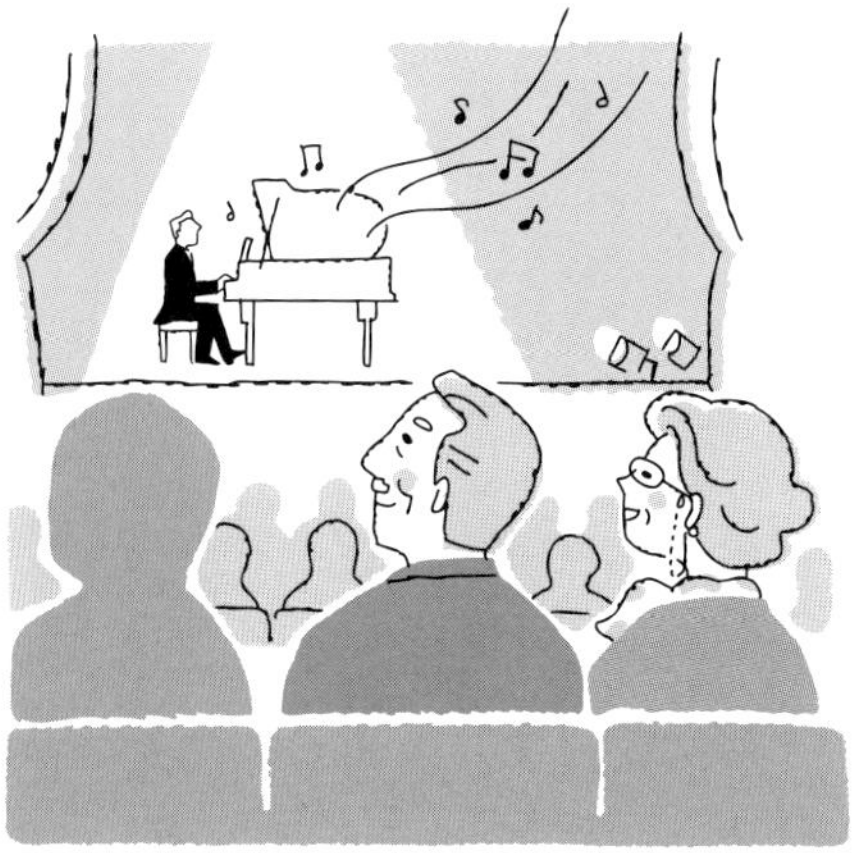

「質が高い」というのは、あなたにとって「本物」という意味です。チケット代が高ければレベルが高い、メディアで絶賛されていれば質が高いというわけではありません。自分にとって、「これだ」という本物を見つけてください。幸い時間はたっぷりあるでしょうし、人生経験も豊富です。一か八かの「投機」ではなく、**「本物」を見極める「投資」**をしてください。

質の高い芸術を求めて外出することには、プラスアルファのよい点があります。私がお年寄り相手の医者をやっていてすごく感じるのは、病院に来るとき、皆さんちゃんと着替えて来ることです。自分が「本物」を確信した芸術に触れる際には、なおさら着る物に気を使うでしょう。「格好づけ」は重要です。前頭葉を活性化させるのです。

また、趣味が同じ人たちが集う場では、**新たな〝出会い〟**に遭遇する可能性が高い。恋愛は男女ともに性ホルモンの分泌を高め、身体や免疫機能に好影響を与えるだけでなく、想定外の変化をもたらします。「年甲斐もなく」なんて言葉に負けていてはなりません。どんどん出会い、コミュニケーションをとりましょう。

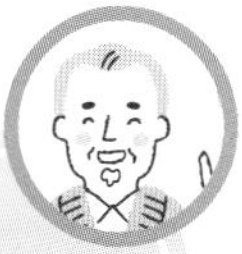

旅行は「想定外」の宝庫

行ったことのない場所に旅行に行くというのも、ボケの先送り、前頭葉への大きな刺激になります。**これまで経験していないこと、予測不能なことに対処したときに前頭葉は働く**ので、旅行はぴったりです。

若い頃は旅行をするとなると、仕事との兼ね合いで休暇を算段しなければならず、制約があったはず。でも、年をとってリタイアすると、そんな気遣いは無用、いつでも好きな時に旅に出られます。

旅行は、**パックツアーより個人旅行がおすすめ**です。準備する段階からいろいろ調べ、交通経路を決め、チケットや宿泊施設を予約せねばなりません。決められた日時に決められた場所に集合すれば、連れていってくれるのとは違う。目的地に着いてからも、ガイドさんの後についていくのではなく、自らどこに行くかを決めて行動することになります。「想定外」の宝庫です。脳をくるくる回転させなくてはなりません。

大変だと感じるかもしれませんが、時間はたっぷりあるし、「ねばならない」は少ない。若い頃、バックパッカーで細かいことは決めずに行き当たりばったりの放浪をした方もいるでしょう。そんな感じの旅行を再びです。

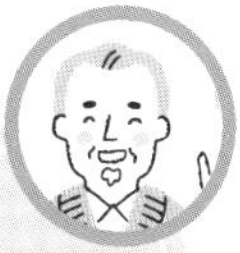

若い頃より楽しさ倍増？

脳に大切な「楽しい」と思えることでいうと、私は**年をとってからの旅行のほうが楽しい**のではないかと思います。

例えば、佐渡島に行く。何も知識がないと、「これが有名な金山か」とか「珍しいトキを見たぞ」で終わってしまいますが、佐渡島の歴史やトキの保護活動を知っていれば、より感動できるのは間違いありません。

脳にはレファレンス機能があって、過去に得た知識を引き出して比較対照したり同定したりすることで、喜びが増すと私は考えます。年をとると、蓄積された知識や情報量は若い頃より多いので、比較対照することで、旅の楽しさも倍増するのだと思います。

もちろん、旅行前に一生懸命、行く先について調べるのも、大いに歓迎です。より感動できて、ドーパミンの分泌が促されます。感動したり、すごく楽しんだりできれば、誰かにそれを伝えたくなるでしょう。まさに「アウトプット」への道でもあります。

2020年に「日本公衆衛生雑誌」に載った「高齢者の趣味の種類および数と認知症発症」という論文があります。千葉大学などの研究者が、約5万6000人の要介護認定を受けていない高齢者を対象に、趣味の種類・数と認知症発症の関連について、約6年間追跡したものです。有効回答の約5万人を分析した結果、男女ともに**旅行を趣味としている人は認知症発症率が低かった**のです。

論文では旅行は、

▽社会的活動と身体的および精神的な健康維持活動の両面を持つ活動だと考えられる
▽計画力を鍛える効果が期待でき、エピソード記憶を刺激することができると考えられる、社会的レクリエーション活動である
▽旅行をきっかけに、外出頻度や交流が多くなることが効果的な予防になると考えられる

と分析しています。

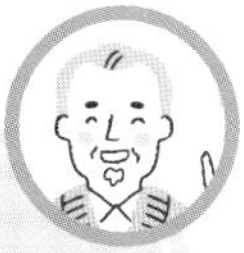

おしゃれやファッションで“気”を上げる

人とのコミュニケーションや外出、旅行がいいと私が強調するのは、おしゃれやファッションに気を使うようになるからです。なぜでしょうか。

私の35年以上に及ぶ高齢者の臨床経験では、同じ年齢なら**見た目が若々しい人のほうが長生き**します。認知症の人でも見た目が若い人は、進行も遅いし、長生きする。年をとっても見た目が若い人は、おしゃれやファッションに意欲的。そのために身体や脳を使うので、老化を遅らせることになるのです。

どっちが先かという話ではありますが、これも経験からいうと、鏡に映る自分の姿が若返ると、意欲が湧き、外に出たい、人に会いたいという気分が増すようです。

若返りで一番簡単なのは、まずは、化粧や白髪染め。老人ホームなどでメイクイベントを開催して、入所者にきれいにお化粧をしてあげると、見違えるように元気になる人は珍しくありません。

最近、グレーヘアーが流行っていますが、今の高齢者にとってはまだ、白髪イコール年寄りといったイメージでしょう。知人の母親は認知症ですが、白髪が伸びてくると非常に気にして、「年寄りになったから仕方ないか」と悲しそうな表情を見せるそうです。家族が美容院に連れていって髪を黒くつやつやに染めてもらうと、明らかに違う。朝、鏡の前でうれしそうに髪の毛をとかし、メイクもはずんでしている、とのことです。

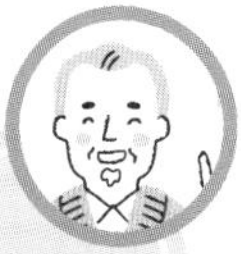

年をとるほど「見た目」が重要

次にファッション。過日、高齢の人が多く集まる、割と格式が高い式典に参加しました。みんなスーツを着ていて、しゃきっと背筋が伸び若々しく見えると感心しました。カッコよくしているので引け目を感じず、いろいろな人と会話がはずんでいるようにも見えました。

一方、別の会合では、ジーンズにセーターといったカジュアルスタイルの高齢者が多かったのですが、これがなんだか年寄りくさい。会場自体が沈んでいる。カジュアルで済ませがちな私自身を省みました。

高齢の男性が背広を着ると若々しく見えるとすれば、女性ならシャネルスーツ、と言いたいところです。シャネルスーツは、人生経験を積んだ一定以上の年齢にならないと似合わないといわれています。若くしてお金ができたからといって買って着ても、格式や歴史に追いつかず、スーツに負けてしまう。でも、喜怒哀楽の人生経験を積んだ人なら着こなせるし、しっくりくると思います。ついでに言うと、着物も中高年以降のほうが、借り物感がなくずっと似合います。たんすに眠らせていたら、思い切って、チャレンジしてください。

年をとるほど「見た目」は重要。**化粧やファッションなどのおしゃれは心を若**

返らせ、意欲的にさせ、老化を遅らせることを肝に銘じてください。
私は、美容医療の力を借りて、外見の若返りを図ることにも大賛成です。

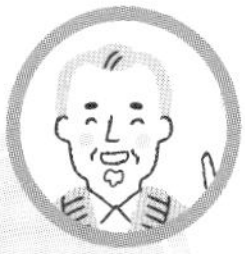

ポルシェを買う！

女性がシャネルスーツなら、男性が年をとって似合うのは、ベンツやクラウンではなくポルシェだったりします。日本ではややもすると30歳ぐらいの若い男性がポルシェを飛ばしていたりしますが、外国に行くと、結構なおじいさんがポルシェやフェラーリから颯爽と降りてくるのを目撃します。私は映画監督もやっているので、モナコに行く機会もありますが、そんなシーンを目にして感激しました。ホント、めちゃくちゃカッコいい。

ポルシェなんて高価で現実味がないと思われるかもしれません。でも、大企業に勤めていて数千万円の退職金をもらった。住宅ローンも払い終わり、子供の教育費もかからない。子供にはカネは残さないというのであれば、一生に一度ぐらいポルシェ購入は可能ではないでしょうか。ポルシェのいいところは、仮に2000万円くらいで買って5年乗っても、1000万円ぐらいで売れる点です。ある程度、投資対効果が高い。私自身はポルシェに乗ったことがないので実感としては分かりませんが、ポルシェに乗って一番いいのは気分が若返ることだと思います。スポーツカーってカッコいい。カッコいいクルマを操ることで気分が上がるのは間違いなしです。バイクだったらハーレーダビッドソンでしょうか。

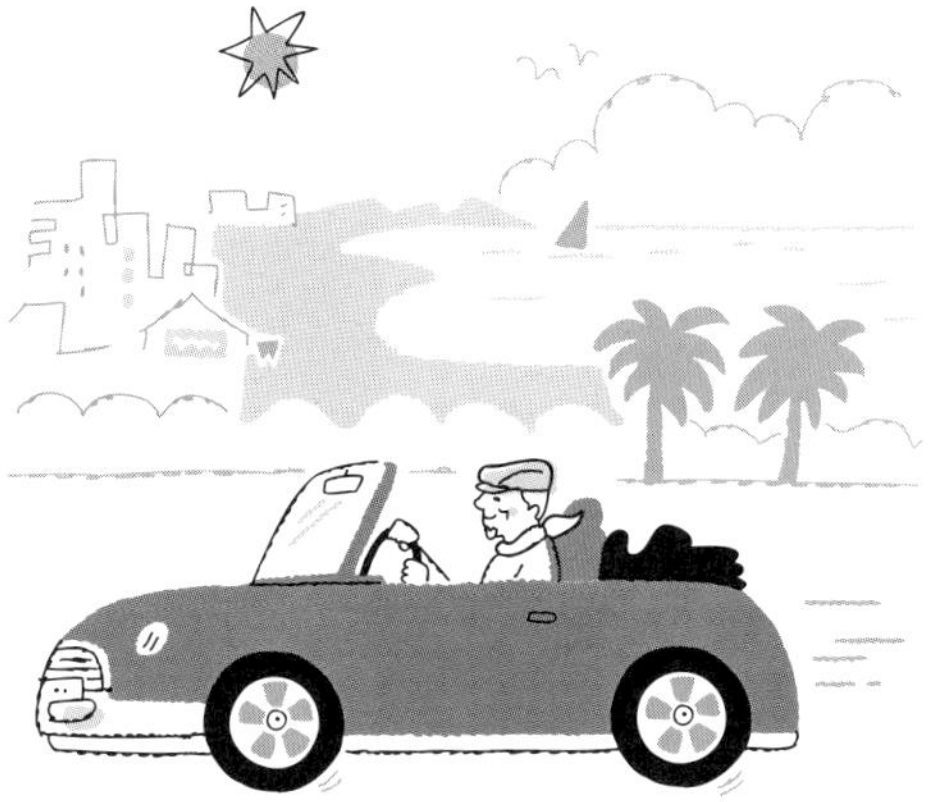

いつもは躊躇するような高価な買い物をしたときのほうが、気分がハイになって、前頭葉への刺激は増します。さらに、店員にお世辞を言われたりする快体験は、免疫機能を高め、うつを予防することにもつながります。ポルシェにシャネルスーツ……こんな高い買い物をすると、当然、どこか素敵な場所に出

かけたくなる。心が若返り、行動範囲が広がり、未知の自分との遭遇もあるはずです。

実は、ポルシェはたとえ。言いたいのは「ポルシェを買って乗り回す」というような**夢があったら実現しようと考えること**です。何でもいいから昔からの憧れを、憧れのままで終わらせない。自分がカッコいいと思うことを実際にすることです。

年齢より若く見える人は、老け込んでしまう人と何が違うかというと、「気持ちが若い」のです。フランスのモンペリエ大学のヤニック・ステファン博士は、1万7000人以上の中高年を追跡調査した結果、自分が感じている「主観年齢」が若いほど、健康度がアップして、老化のスピードが緩やかになることを突き止めました。

だから、「いい年をして」「年甲斐もなく」は、高齢者を縛る呪いの言葉と考え、断固拒否して、自分の欲望に従ってやりたいことをやってほしいのです。

Chapter 4

第4章

脳を鍛え、老けさせない！和田式！多チャンネル時代のテレビとの付き合い方

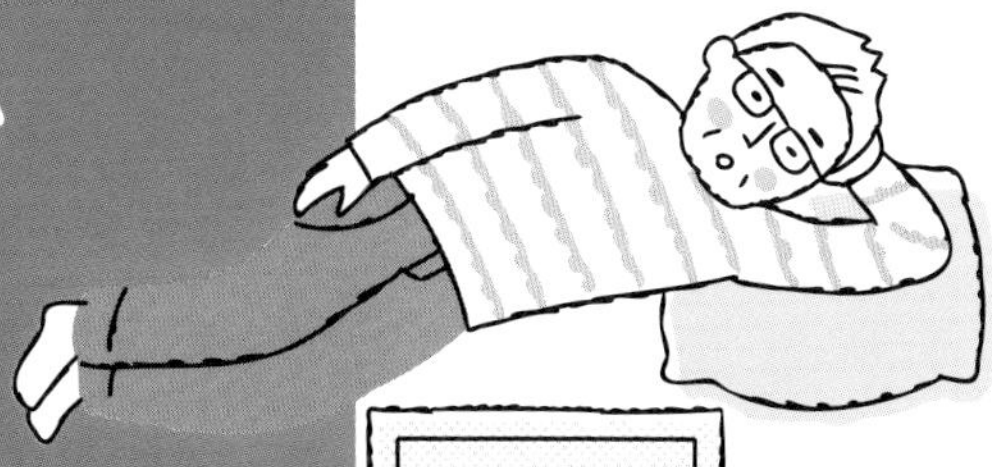

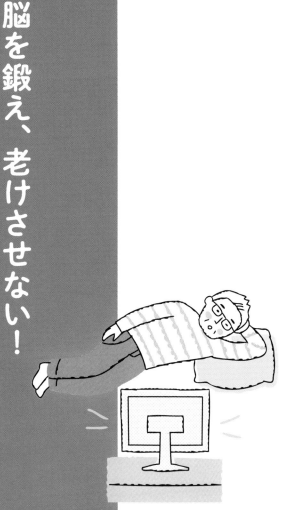

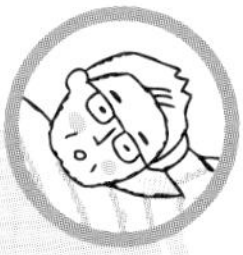

テレビの大罪

私はかつてテレビにコメンテーターとして出演していました。そこで気づいたのは、テレビで求められる能力と、医者・文筆家として求められる能力とは全くといっていいほど違うということでした。

例えば、米大リーグ、ロサンゼルス・ドジャースの大谷翔平選手の専属通訳、水原一平氏が違法賭博に関与したと報じられ、球団を解雇され訴追された問題。もし私が今、テレビでコメントを求められたら、精神科医としてギャンブル依存症の実態と怖さ、依存症の脳に対する影響、依存症の文化的背景などに関して統計数字を引いて説明するでしょう。ところが、テレビでは「あまり長い話をするな」と釘を刺されます。要するに、「依存症は怖い」とか「人格を破壊する」といった短いコピーライター的なセンスのコメントが求められるのです。

実際、水原氏のケースでいうと、今のテレビの情報番組のコメンテーターは、

「実はダメな人間だった」とか「学歴詐称もしていてけしからん」とか「とんでもない」ということしか言っていません。そのようなレベルに落とし込んで、問題の根幹を深掘りするような番組を私は目にしていません。ある民放の情報番組では、MC（司会者）が「本当にけしからんですよね」「大谷選手にとっては迷惑ですよね」というようなことばかり繰り返し、コメンテーターに同意を求めるという展開でぐるぐる回っていました。

私がしつこく問題提起をしている高齢者の運転問題も同じ。高齢者が重大事故を起こすと、テレビ番組では「高齢者の運転は危ない」「高齢者に運転させるべきではない」の一色となります。統計学的に本当にそうなのか、事故の原因は高齢だからなのかなどは分析しないし、高齢者が運転を続けられるように自動運転カーの開発を早く進めるべきだという方向性もない。

これらを含めて、自らの出演経験や視聴経験から実感した**テレビの「大罪」**を解説します。

第一の罪は、**感情に訴える**ことです。ド素人のコメンテーターが、感情的なコメントを言って終わる。先の水原氏の例のように、です。従って見ているほうは、

「そうだ、そうだ」となってしまいます。そうすると、そこで思考停止。脳を使って、ああでもないこうでもないという展開にならないのです。

ワイドショーは情報番組と標ぼうしているのに、多様な情報を提供するのではなく、**感情増幅装置**になってしまっているのです。

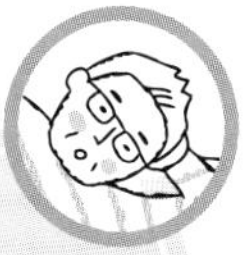

二分割思考が生む暴走老人

2つ目の罪は、**多様な意見に欠ける**こと。

日本の地上波テレビのチャンネルは、多い地域でも民放系列5局とNHK、独立放送局で構成されています。しかも伝える内容はみんな横並び。新型コロナウイルス感染症対策1つとってみても、「自粛して家に閉じこもっていろ」ばかりでした。外出して集団免疫をつけるという考え方は取り上げられない。

3つ目の罪は、「**二分割思考**」です。

敵か味方か、白か黒か、正義か悪かで二分して評価し、「悪い」と判断したほうを切って捨ててしまう。「決めつけ」「レッテル貼り」といってもいいでしょう。でも現実には、二分割できない真ん中のグレーの部分が一番大きいのです。

二分割思考の番組に毒されると、視聴者は感情・思考の複雑さや多様性を失い、周囲の人を「敵か味方か」「正義か悪か」でしか見られないようになってしまいます。

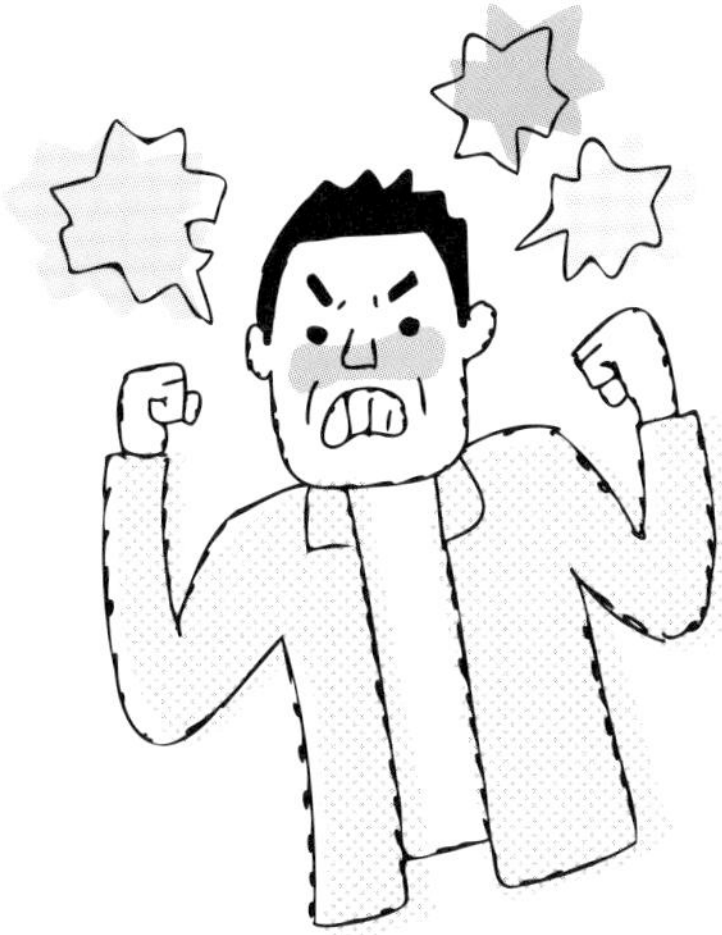

特に、人は年をとるほど決めつけが激しくなる傾向があります。老化によって前頭葉の萎縮が進んだ高齢者が、感情的な二分割思考に基づくコメントに「そうだ、そうだ」とうなずいてテレビを見ていると、**モノを考えない〝決めつけ〟老人**になってしまうのです。

例えば、テレビを見ているときに、隣の部屋のささいな生活音が気になる。何か事情があるのだろうとは思わず、二分割思考で「隣人に迷惑をかけるのは悪」と決めつける。そして、いきなり怒鳴り込む暴走老人になってしまうのです。

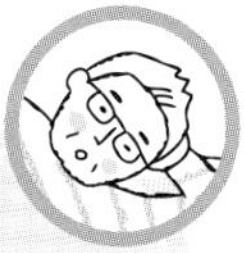

「かくあるべし思考」は強迫

二分割思考の結果、「かくあるべし」を提示し、視聴者に押しつけるのも罪です。

「強迫」という言葉が精神医学にあります。強迫神経症は、例えば、ばい菌を恐れて手を2時間洗い続けたり、鍵をかけたか心配で外出しても何度も何度も家に戻ってきたりするような症状です。テレビは基本的に、**「かくあるべし思考」を「強迫」**していると思います。要するに、1つの考えが正しいと押しつけること。「かくあるべし思考」は、「1つの悪も見逃さない」という考え方につながり、ともすれば全体主義的思考になりかねないと懸念されます。例えば、新型コロナウイルス感染症に関するテレビの発信。「用もないのに外出する人」「マスクをしないで外出する人」はある意味で〝非国民〟扱いでした。

ここまで私は、ボケないよう、意欲や思考、創造性を育み、感情をコントロールし、コミュニケーションをつかさどる前頭葉を鍛えることが必要だと説いてきました。

その際に必要なのは、「思考の転換」です。例えば、大企業に勤めていた人は、デイサービスに行くことを「みっともない」「人に頼ってはいけない」と嫌がる傾向にあります。精神医学の世界では、このような考え方を「かくあるべし思考」と呼ぶのです。自分の素直な感情を踏みにじり、悲観的になるだけです。テレビはそれを助長しています。

でも、世の中に唯一無二の正しい答えなどありません。「これでないとダメ」と考えるより、「こっちがダメならあっちもある」と多様な選択肢を持っていたほうが、楽に生きることができます。

何より、高齢者が脳を鍛えるためには、多様な情報に出会い、そこから自分なりの結論を導き出したほうがいい。そのためには、いろいろな情報に接すること。「二分割思考」「かくあるべし思考」から解放され、自由に考えることです。テレ

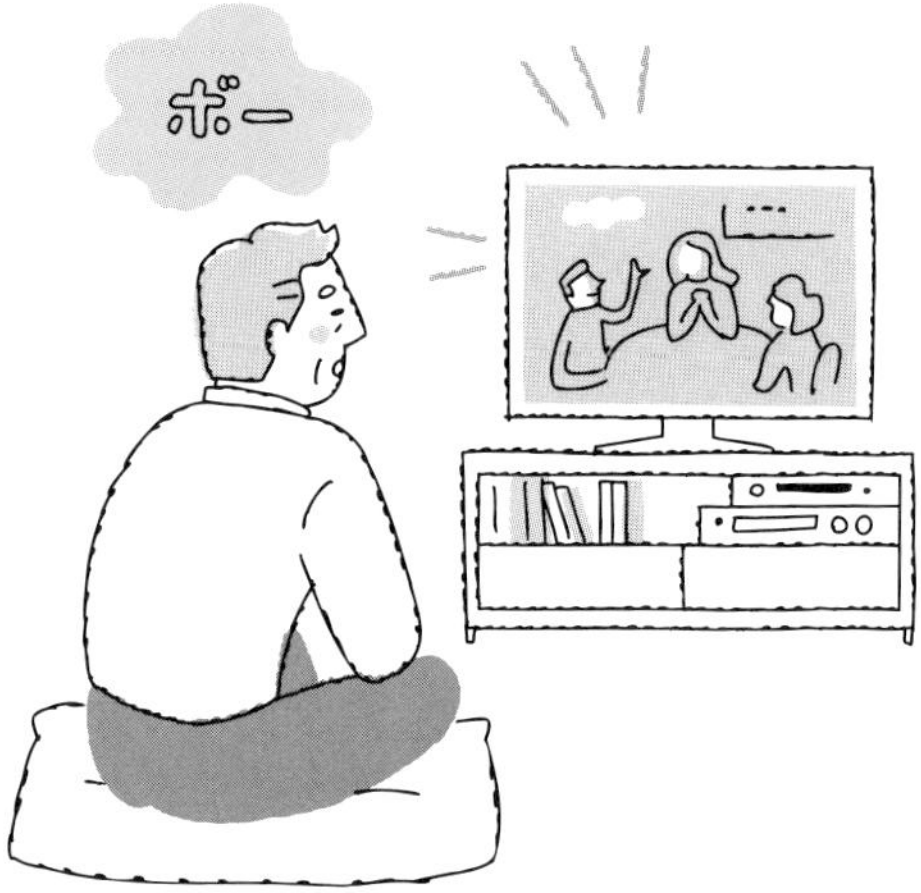

ビから流れてくるものは、全てそれに反していると私は感じます。だから、批判しているのです。

このような話をすると、テレビから離れたほうがボケずに長生きできると思われるのは無理ありませんし、私自身、『テレビを捨てて健康長寿』（ビジネス社）なる本を著しました。脳の活性化以前に、テレビの前にダラダラ座っていると、「エコノミークラス症候群」[*1]になって、場合によっては、肺の静脈に詰まった血栓で死に至ることもあります。

それでも、高齢者がテレビの前から離れるのはなかなか難しいのも十分理解できます。NHK放送文化研究所の全国個人視聴率調査（2022年）によると、テレビをリアルタイムで見ている時間は一日当たり平均3時間41分。年代別にみると、70歳以上では6時間前後と一日の4分の1をテレビの前で過ごしているのです。社会から取り残されたくないとテレビを長時間見ている方も多いでしょう。即刻、テレビを見るのをやめろとはなかなか言えません。

そこで、です。テレビを厳しく批判してきた私が、せっかくテレビを見るならどのような見方にすべきかを考えました。皆さんをいつまでも若々しい気持ちのまま老けさせず、そしてボケ防止に大切な前頭葉を効率的に鍛えるためにテレビとどう向き合うべきか、その5つのヒントを伝授します。

肝は「**ぼーっと見てるんじゃないよ**」です。

＊1 **エコノミークラス症候群** 肺の血管に血栓などが詰まる病気。飛行機のエコノミークラスのような狭い椅子に長時間ずっと座っていると、足の血管にできた血の塊が肺に流れることから、このような病名がついた。主な症状は、息切れ、咳、胸の痛みなど。

あなたを老けさせないテレビの見方 5つのヒント

ヒント！1

いちゃもんをつけながら見よう！

感情に訴え、「二分割思考」で「かくあるべし」を押しつけてくるテレビ。流れてくる情報をそのまま信じるのではなく、「本当にそうなのか？」と疑ってみることから始めましょう。要するに、**テレビと「会話」する**のです。

昔は、家でテレビにいちゃもんをつける人は結構いました。例えば、私が子供の頃の昭和40年代は受験競争が激しかった時期。テレビでも取り上げられ、「受験競争はけしからん」と偉そうに言う識者がいたものです。それに対し、「お前も子供をいい学校に入れようとしているんじゃないか？」「自分だって東大とか早大を出ているだろう」と、テレビ画面に向かって突っ込む人はたくさんいた記憶があります。当時、ＳＮＳがあったら大炎上していたでしょう。

今であれば、格差や貧困問題。コメンテーターが「政治家は庶民の生活をどれだけ分かっているのか」と糾弾する。でも、「あなたたちこそ、どれだけ分かっているのか」と言いたくなりませんか？　コメンテーターが弁護士の場合、「あなたの役割は、専門家として生活保護が受けられるのか、受けられるとしたらどうしたらいいかを説明することでは」と怒りたくなります。

「いちゃもんをつける」「ツッコミを入れる」には、まず話の内容に聞き耳を立て、それは本当か、適切か、見逃していることはないかなどを考えねばなりません。そうすると観察力が磨かれます。テレビから脳にインプットされた情報をそのまま受け入れるのではなく、「なぜ、違うと考えるのか」など自分の言葉で論理立てて説明するのは、アウトプットすることになります。**アウトプットがあってこそ、前頭葉はフル稼働**します。さらに、いちゃもんをつけていると、誰かに話したくなる。これも前頭葉にとてもよい「会話」につながります。

皆さんは人生経験を積んでいらっしゃいます。こんな若造に偉そうなこと言われたくないと思うことはしばしばあるはず。知ったかぶりのコメンテーターに、「あんたには言われたくない」と何でもいいから即座にテレビに向かってツッコミを入れる。想像してみたら結構スリリングで面白いのではないでしょうか。

ヒント！2

ニュースを比べてみる&分からない情報を受け流さない

日本のテレビ報道は「右に倣え」で、内容がどの局もあまり変わらない、多様性に欠ける、と批判しました。それでもニュースを比べながら見ることは重要です。

気になったりひっかかったりしたニュースがあった場合、他のチャンネルはどのように報じているかを比べてみることです。局によって登場するコメンテーターや識者は違います。いろいろチャンネルを切り替えて比べ、自分なりの評価を下すことを心がけてください。前頭葉を鍛えるのに必要な**「多様性」を確保**するのです。

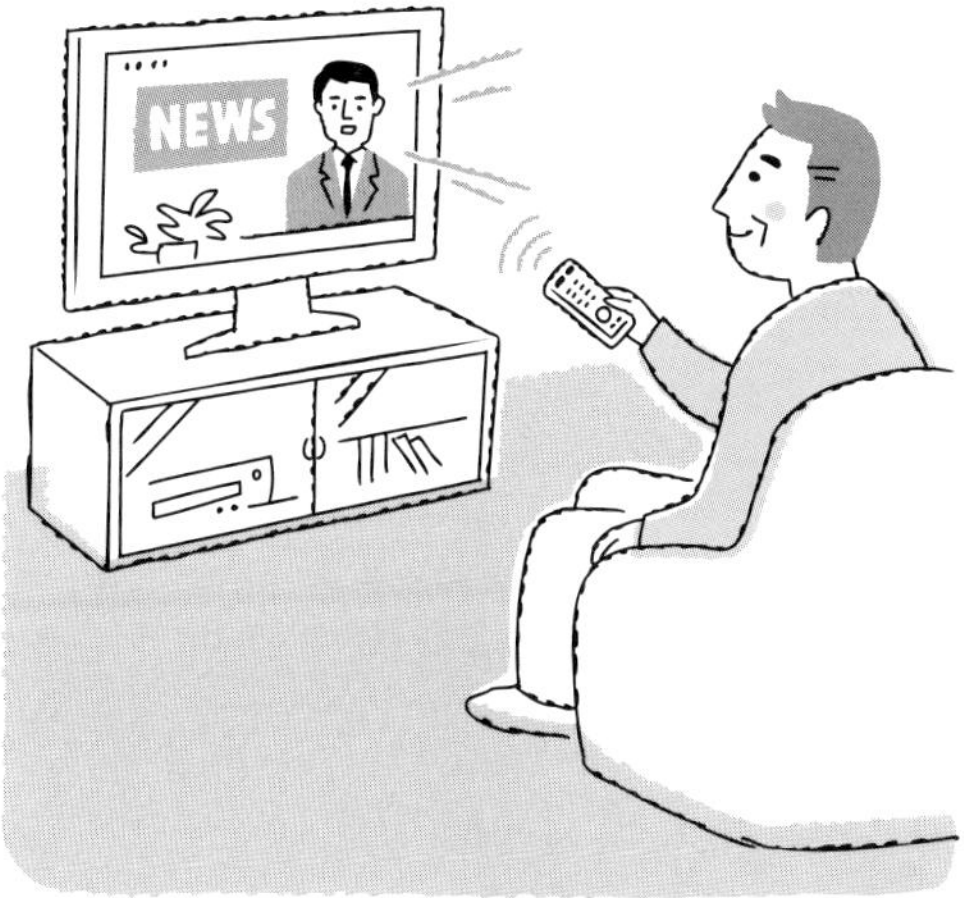

メディアリテラシー（メディアの読解力）として肝に銘じるべきは、世の中に完全な正解はないということ。特に、テレビは「二分割思考」で「かくあるべし思考」を押しつけてくるので、その対抗策にもなります。

目下、世界の目が集まっているウクライナ戦争や中国、北朝鮮問題。テレビに登場するコメンテーターや識者のほとんどは、二分割思考でいうとロシアや中国、北朝鮮を「悪」とみなす人たちです。でも、考えてみてください。政権の悪口を言う人は、その国の中枢の情報はとれないでしょう。ロシア問題でいえば、元外交官の佐藤優さん。彼はあまりロシアの悪口を言わないけれど、ロシア中枢に情報源を持っているような気がします。

どちらかが絶対悪ということはないわけで、グレーゾーンを知る上でも、佐藤さんのような人の情報も頭に入れておく必要があるのです。

ニュースソースは多ければ多いほどよい。だから同じニュースについてザッピング（いろいろチャンネルを変えること）してみてください。1つの番組を、ぼーっと見ているのはダメですし、面白くありません。

また、ニュースや情報番組を見ていて分からない内容や言葉があったら放置しない。身近にいる人に聞いてもいいし、パソコンやスマホが使えるのであれば、インターネットで検索して調べてください。そのサイトに貼られたリンクをクリックすれば、周辺知識も得られます。1つの言葉、テーマの検索から芋づる式に新しい知識が増えるのが、ネット時代ならではの前頭葉活性化法です。

朝のテレビのトップニュースが国際ニュースであることが多いご時世。知人の母親はそんなニュースを見るといつも、「○○ってどこにあるの？」などと聞いてくるそうです。地図帳や地球儀を手元に置いて調べることは、自宅にいながら世界と接する第一歩になるでしょう。

ヒント！3 テレビの情報でアクション！

テレビには旅番組やグルメ番組があふれています。それを見て満足するのは決して悪いことではありません。全く無感動な生活をしているよりはずっといい。でも一歩進んでみましょう。まず、行きたいと思った場所や食べたいと思ったお店はメモしておく。そして、何より機会を見つけて、その場所に足を運んでください。出かける前には、お化粧をしてみようとか、どの服を着ようかとか考えることもいい。事前にいろいろ調べるのも楽しいですし、出かけた先で気になった場所に立ち寄るのも面白い。どんどん「未知」にチャレンジしてください。

出かけることがなぜボケ防止によいのか、改めて説明します。高齢者にとって前頭葉の老化が一番よくない。前頭葉を鍛えるためにはまず「意欲」を持つことが重要です。旅番組やグルメ番組を見て紹介されたところに行くなんて、「乗せられているだけ」と躊躇するかもしれませんが、何であろうといつもと違うことをするときと行ってみようと意欲を持つことが大切なのです。いつもと違うことをするときには、必ず脳を使わざるをえないからです。

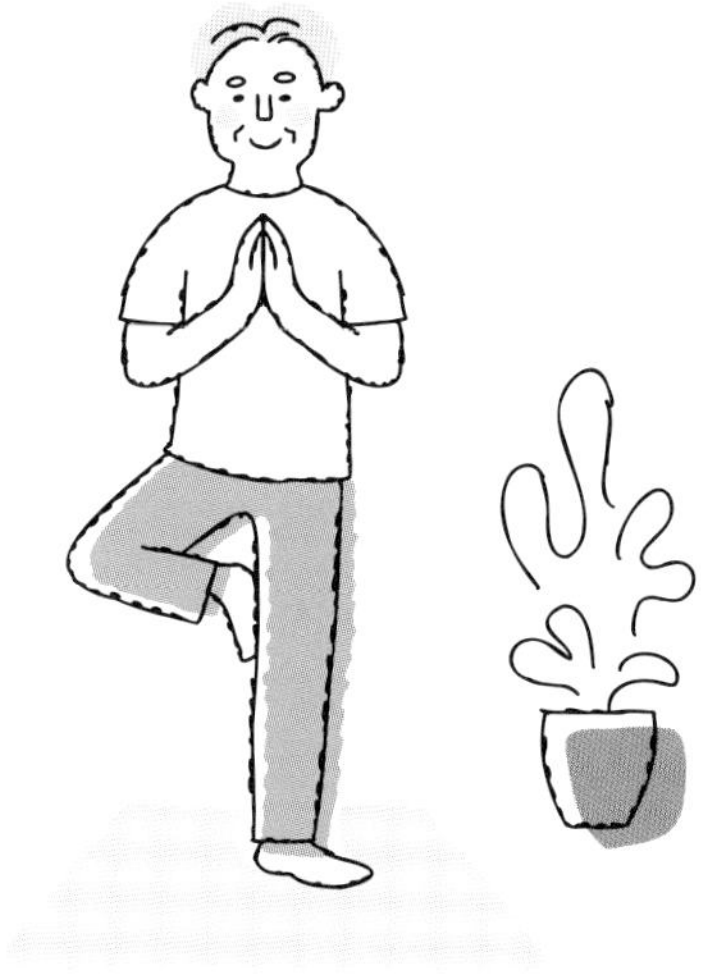

意欲を持った次に重要なのは、アウトプットです。だから、行きたいと思ったら、実際に行動に移してください。旅番組やグルメ番組を受身で見ているときには、それほど頭は使いません。

番組で紹介されたデパートの駅弁フェアに行くのでもOK。あるいは、テレビのある定食屋さんとかスーパー銭湯に行くのもおすすめです。テレビを誰かと一緒の空間で見ると、おしゃべりしたくなります。

また、最近テレビ番組を見ていると、軽い運動や筋トレ、スクワットなどを紹介するコーナーが目につきます。これも、テレビの前にただ座っているだけではなく、一緒にやってみたらどうでしょうか。

いずれにせよ、テレビから得た情報を行動のきっかけにすることを心がけてください。

ヒント! 4 多くのチャンネルにアクセスしてみる

テレビのモニターはかつて、地上波の番組を見るだけのものでしたが、BS(放送衛星放送)やCS(通信衛星放送)、もしくはケーブルテレビと、多チャンネルの時代に。そして今は、インターネットに接続可能なテレビが当たり前になっています。NetflixやHulu、Amazonプライムなどの月額定額で見放題のサブスクリプションの動画配信サービスを楽しめるようになりました。自分が見たい映画やドラマ、オリジナル作品を見ることができますし、無料で視聴可能なＹｏｕＴｕｂｅ動画も見ることができます。

以前であれば放送された番組は受動的に見るものでしたが、今は自分が見たいプログラムを自由に選べる時代です。番組の選択肢は格段に増え、その多様性も拡大したのです。いつも決まりきった番組を繰り返し見続けているのは脳の思考停止を促します。新しい刺激を求めて**多チャンネルの有効利用**をおすすめします。

前章で、「映画を見るなら封切り映画を映画館で」とおすすめしました。でも、自宅で動画配信サービスを利用するのであれば、昔懐かしいドラマや映画を手軽に楽しめます。私は映画監督をやっているので、昔のドラマや映画は質が高いとしみじみ感じます。今のドラマは売れっ子脚本家や売れっ子タレントに頼りすぎ。結果、その人たちにモノが申せず、面白くない。映画にしても、複数の出資者による「製作委員会」作成なので冒険ができない。その点、昔のものは違います。

今の高齢者は知的レベルが高いし、かつて優れた作品を見ているから、動画配信サービスで自らの鑑賞力に耐えうるドラマや映画などを探してみてください。

かつて見たときと違う受け止め方をするかもしれないのも面白い。

そして、ドラマや映画を見ているときも「突っ込む」「疑問を持つ」ことを忘れずに。自分だったらこういうストーリーにするのにとか、あの俳優を使うのにといったように、監督や脚本家に挑戦するのはどうでしょうか。

ただ、最近、何十話もある海外ドラマにはまる高齢者も多いと聞きます。そのほうがストーリーも面白く脳も刺激されるのですが、だらだら朝から晩までテレビを見る生活は要注意。歩いたりする時間を作ることも心がけてください。

ヒント！5 テレビゲームも悪くない

テレビは番組や配信動画を見るだけのものではありません。お孫さんがテレビゲームに夢中で困るという話を聞きます。確かに、若い人に関しては、依存症になる可能性がありますし、視覚的刺激が強すぎて脳によくないという説もあります。

しかし、老い先短い高齢者にテレビゲームはおすすめです。「楽しめること」と「ある程度頭を使うこと」の2つが満たされれば是非、やってみてください。私の患者さんに将棋が好きで続けていらっしゃる方がいますが、認知症の進行は遅い。将棋や囲碁のように対戦相手が必要なゲームだけれど相手がいないような場合には、一人でプレーできるよさがあります。

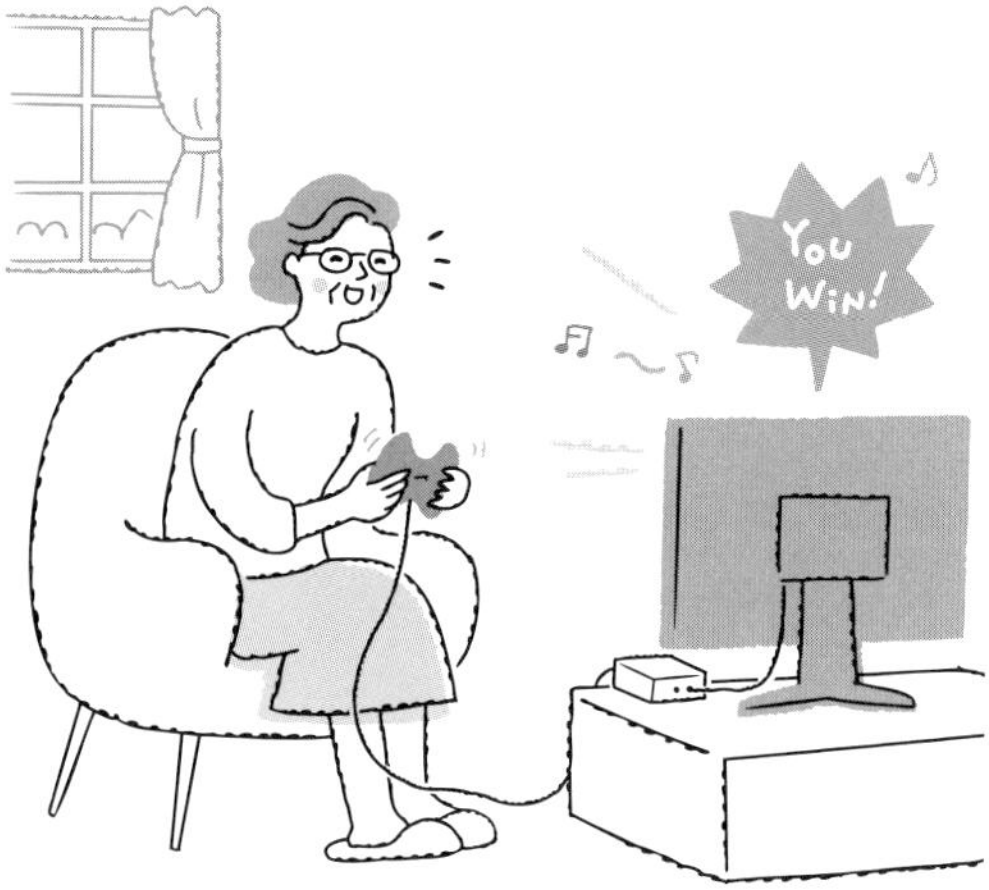

テレビゲームのよいところはいくつかあります。何より脳の活性化が期待できます。テレビゲームをするには、コントローラーを適切に動かさなくてはなりません。コントローラーを見て、何をすべきか脳を使って判断して、ボタンを押すなどの操作をしなくてはなりません。**いろいろな知的・運動機能を同時に使う**わ

けです。足腰が弱って外に出かけるのが困難な高齢者でも楽しめます。

「勝負事」であることも重要です。「勝つこと」「ハイレベルを達成する」などの目的があることが、「意欲」と直結します。達成感は、生活の質の向上につながります。

運動系のテレビゲームであれば、身体に負担のないものを選べば、よいトレーニングになります。また、対戦型のゲームは、コミュニケーションをもたらしてくれます。直接会うのが難しい友人や子供・お孫さんとやってみるのもおすすめです。

ただし、テレビゲームも長時間没入するのはよくありません。要注意です。

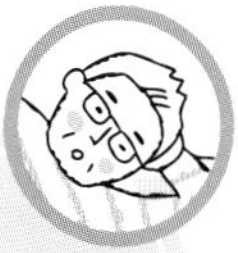

ラジオの脳トレ力はすごい

テレビは視覚に多くを訴えますが、聴き手の想像力をかきたて、脳を刺激するのがラジオです。

テレビの世界はあくまでも画面の向こう側。話者は無数の視聴者を意識しています。しかし、ラジオの世界は違います。聴いている人は、「向こう側」と同じ空間にいるような感じを抱ける。パーソナリティが自分に話しかけてくれている1対1のような気がしませんか。ラジオのパーソナリティに強い親近感やファミリー感を抱くのはこのためだと思います。

違いは、**「想像力」の強度**によるものだと私は考えます。

有名な話ですが、ラジオショッピングのほうがテレビショッピングより返品率が低いそうです。テレビショッピングは、実際の商品を画面越しに見せてくれて十分理解した気になりますが、実際に手元に届くと「何か違う」と感じた方は少なくないでしょう。

ラジオの場合は、商品が見えないにもかかわらず、パーソナリティが紹介する言葉に対して想像力を働かせ、商品の「本質」を理解する。外からの情報をインプットするだけではなく、能動的に想像力を使っているので「何か違う」が少ない。ショッピングに限らず、ラジオは、「見て分かった」がないだけに想像力を鍛えてくれるのです。

また、容姿を問うテレビと違って、ラジオのパーソナリティには比較的年配の方がいます。似たような年齢層の皆さんと共感できるところは多いでしょう。

ラジオに出演する立場から言うと、複雑な問題でもきちんと丁寧に説明できるところがラジオの素晴らしいところです。テレビ番組では、短いと15秒、長くても1分以内でコメントしなければなりません。ラジオですと、短くても5分、場合によっては20分のコーナーを持たせてもらえます。例えば、前述した大谷選手の元通訳、水原氏のギャンブル依存症のケースでも、きちんと説明できるのです。聴いている方からすると、「二分割思考」や「かくあるべし思考」にとらわれない、多様な情報を得ることができるというわけです。

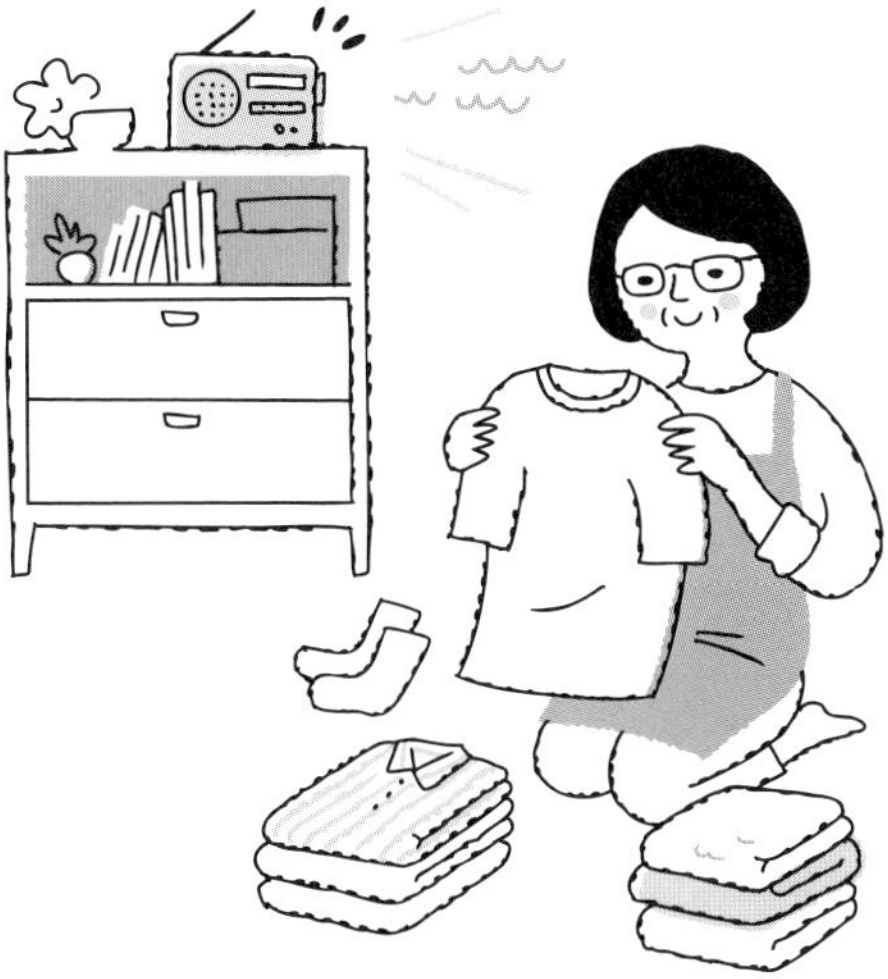

耳からの情報収集力は重要ですが、こ

れをチェックするには視覚に頼ることのできないラジオが一番だと思います。実は、**認知症になる危険因子のトップは難聴**[*1]です。ラジオを聴いていて、「なんだか聞こえにくくなったな」と感じたら、ためらわずに病院に行くか、補聴器をつけてください。もちろん、ラジオだけでなく日常生活でも気になったら早めに対処してください。補聴器は年寄りくさいと痩せ我慢される方もいらっしゃるでしょうが、ためらってはいけません。最近は、つけているのが分からない補聴器もあります。老眼鏡と同じだと思えばいいのです。

＊1　**認知症になる危険因子**　世界五大医学雑誌の一つ「ランセット」が2020年に「12の認知症発症リスク」を発表した中で、「難聴などの聴覚障害」が最もリスクが高かった。他には、「教育不足」「高血圧」「喫煙」「肥満」「うつ病」「運動不足」「糖尿病」「社会的接触の少なさ」「過度のアルコール消費」「外傷性脳損傷」「大気汚染」がある。

Chapter 5

第5章

ボケ先送り！　和田式！　刺激の宝庫・新聞との付き合い方

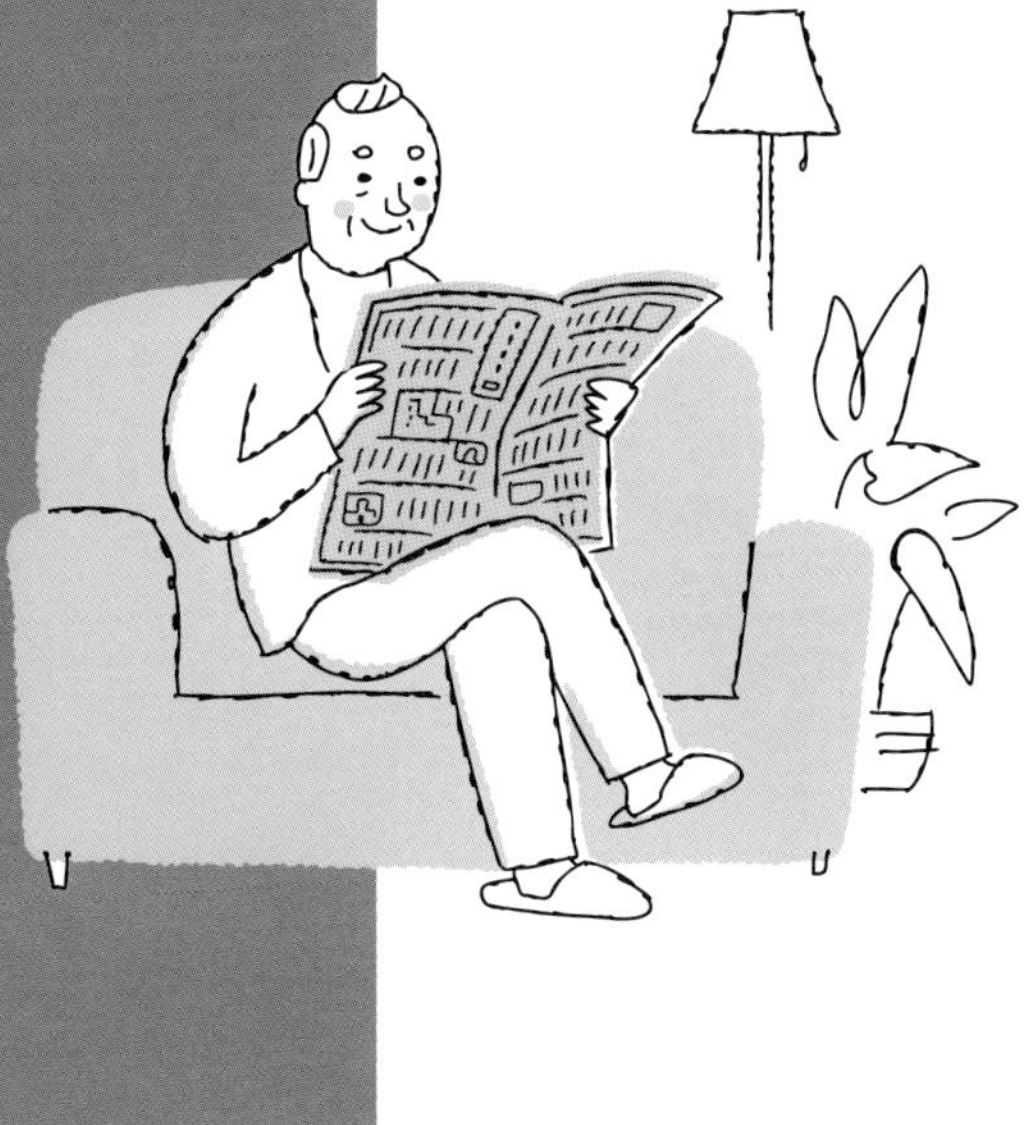

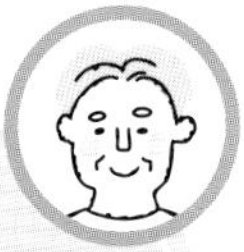

新聞の効用

新聞を読むことは認知症予防に役立ちます。こんな調査結果がそれを裏付けています。星城大学リハビリテーション学部の竹田徳則教授が、要介護認定を受けていない高齢者６７９６人を5年間追跡調査しました。うち認知症を発症したのは３６６人でした。これをもとに、認知症の発症を予測する13のリスク因子を確認しました。もちろん一番は「年齢（75歳以上）」で、「年金書類を作成できない」「仕事なし」と続きました。13因子の中には「新聞を読まない」がありました。そして、**「新聞を読まない」人は「読む」人に比べ、認知症リスクが1・5倍高かったのです。**

また、千葉大学の研究チームが、県内の高齢者4万４９８５人を6年間追跡調査し、文化的活動への取り組みと、６年間の認知機能低下との関連性を調べた研究もあります。この調査でも、本・雑誌・新聞を読むという知的活動を行っている人は、行っていない人に比べて、認知症リスクが25〜28%低いという結果が出ました[*1]。

私は高齢者を診る精神科医なので、これらの調査結果にはうなずけます。特に、新聞が脳の活性化によいのは実感しています。この本を手にとってくださった方の多くは、自宅で新聞を定期購読していると思います。毎月、高い新聞購読料を払っているのですから、ボケないために元をとりましょう。新聞だってぼーっと読んでいてはもったいない。

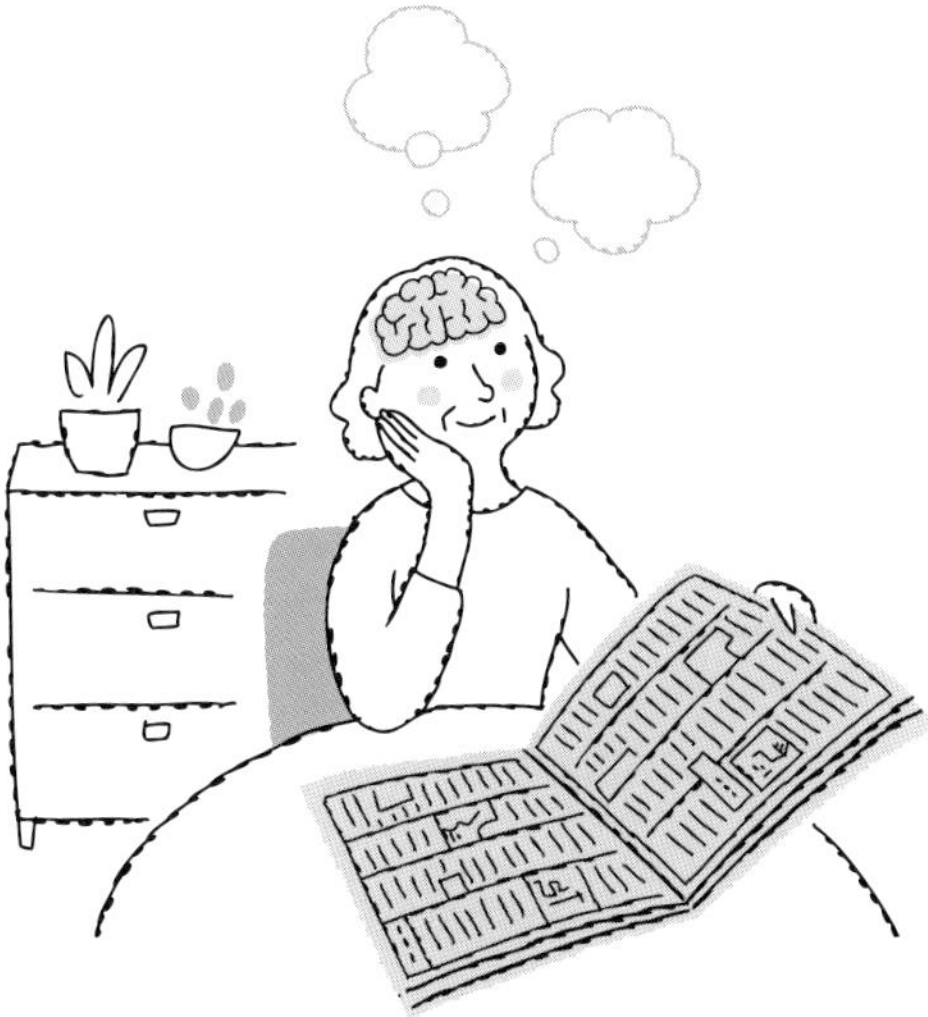

まず、テレビで気になったニュースを新聞でチェックしてみてください。例えば「マイナス金利をやめました」というニュース。テレビは、短時間で要点を分かりやすく解説する。しかし、一体どれだけの効果があるのか、悪い影響はないのかなど背景分析については新聞のほう

が詳しい。高齢になったら時間がたくさんあるわけですから、新聞を使って自分で深掘りすることです。

紙の新聞では、当該ニュースの重要性を新聞社がどう判断しているかが見出しや記事の扱いで分かります。1面トップ記事は何か。情報番組を賑わせている旧ジャニーズ事務所の性加害問題や、違法賭博事件の水原氏の問題をどう扱っているのか。それによって、新聞社のスタンスが分かります。この扱いでいいのかと考えることもできます。

今、若い人はほとんどウェブでニュースを見ています。そこでは、あらゆるニュースが同じ〝大きさ〟で扱われています。それはそれで、読みたいニュースを読めばいいのであって悪いことでは全くありません。でも、自分の関心があるテーマのニュースをクリックしていると、同じテーマの情報ばかりが流れてくるようになります。例えば、ニュースサイトのトップページを見ているのに、やたらにグルメ情報やセレブのゴシップ記事がたくさん出てきたり……。今、世の中で問題になっていることがよく分からなくなることがあります。その点は注意してください。

それに対して、紙の新聞をめくっていると、**思わぬ記事にめぐり合える**ことがあります。あまり関心はないけれど、見出しに惹かれて読んでみたら、めちゃくちゃ面白く刺激的ということもあり得る。そうです、「想定外の刺激」に出会える可能性があるのです。もしかしたら、このことが紙の新聞の一番の魅力かもしれません。そんな刺激的な新聞とうまく付き合い、ボケを先送りするための5つのヒントをお伝えします。

＊1 この追跡調査では、創作活動（手工芸、絵画制作、絵手紙）を行っている人では、行っていない人に比べて20～29％認知症リスクが低いことも確認された。

実践！

ボケを先送りする新聞の読み方、使い方 5つのヒント

ヒント！1

調べ、考えながら読む

まず重要なことは、ただのんべんだらりと新聞を読み進めるのではなく、分からないことが出てきたら、そのまま放置せずに何らかの方法で調べて答えを見つけることを心がけてください。

私も日本経済新聞を読んでいると、本当に聞いたことのない言葉がいっぱい出てきます。そこで思い出すのは、約20年前にテレビのワイドショーにレギュラー

出演していたとき、最初にディレクターに言われた言葉です。「中卒の人も見ているから、中卒の人にも分かるように話してください」。発信する情報の難易度を義務教育レベルに合わせるというのはテレビ的にはいいのかもしれませんが、日本経済新聞は明らかに高学歴の読者を想定しています。当然、分からない用語や英字略語がたくさん出てくるわけです。

そんな場合は、スマホで調べるのですが、やはりこれは勉強になります。新しい言葉を覚える。**難しくても頑張って読み、考えて理解し自分のものとする**。世界が広がります。

新聞も「分かりやすく」を心がけてはいるようですが、これまで書いたことを基本的に既に読んでくれていて読者は知っている、ということを前提に記事は書かれています。書いているほうはいいかもしれませんが、読むほうは覚えていない。そのような記事に出会ったなら、脳の活性化に役立つと受け止め、改めて読み返したり調べたりしましょう。

調べ、考えながら読む。その過程で、テレビと同様に新聞が書いているからと丸々信じるのではなく、「本当にそうなのか」と批判的に読むことも大切です。

ヒント！2

比べながら読む

大きなニュースについて各紙を比べて読むことは結構、興味深いものです。テレビより新聞は、はるかに論調の違いが際立っています。

例えば、政府は2024年3月、英伊両国と共同開発中の次期戦闘機の第三国への輸出を解禁しました。武器輸出を制限している防衛装備移転三原則を大きく変えるものです。これについて、朝日新聞は「武器輸出を厳しく制限してきた日本の安全保障政策の大きな転換となる」と批判的に報じました。一方、産経新聞は「防衛装備移転政策の転換で、国際標準への一歩となる」と肯定的な伝え方でした。記事は事実を記すものですが、見出し、書き方にはスタンスがにじみ出ます。

また、新聞には「社説」があります。各社のエキスパートが書いていており、記事以上にその社の姿勢が打ち出されています。戦闘機輸出でいうと、毎日新聞の社説は「戦闘機輸出の閣議決定　平和国家の姿が問われる」との見出しで、「憲法9条に抵触しかねない。国際紛争を助長する恐れもある」と指摘。「国会の関与がないままで、有効な歯止め策として機能するとは思えない」と疑問を呈しました。一方、読売新聞の社説は、「安全保障環境が極端に悪化する中で平和を守るには、日本の防衛力を強化するのは当然として、（中略）第三国への輸出を認めることで（自民党と公明党が）合意したのは一歩前進だ」と前向きな見方でした。

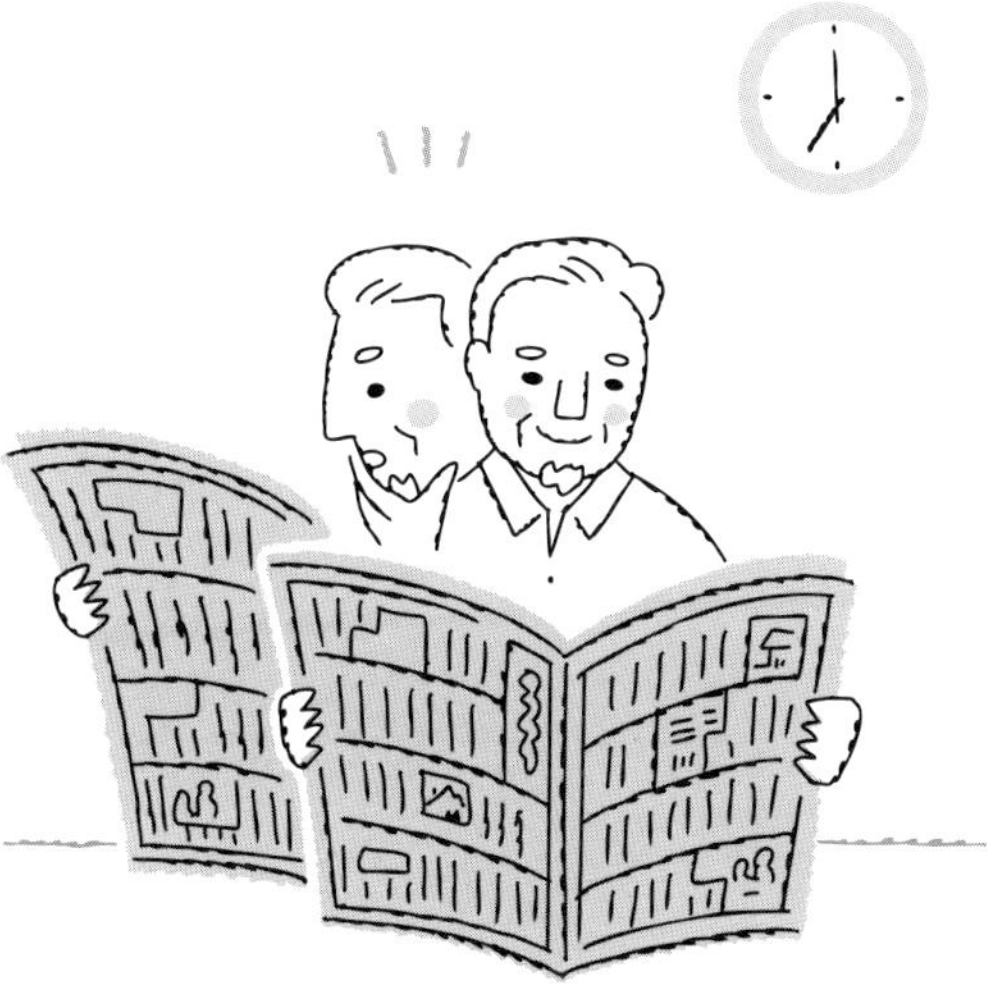

このようにいくつかの新聞を読み比べることは、1紙だけでは気づけない考え方が分かり、**ものの見方の多様化**につながります。

現実問題として、複数紙を購読するの

は難しいでしょうから、図書館に行って読んでみてはどうでしょう。外出や会話の機会にもなります。

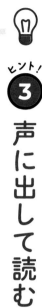

ヒント！3

声に出して読む

かつて『声に出して読みたい日本語』という本がベストセラーになりましたが、脳のトレーニングで言うと、新聞記事の音読こそおすすめです。

黙って読んでいると、言葉は脳で文字として認識され、言葉の意味を理解して終わりです。しかし、**声に出して読むことは、前頭葉を活性化**させます。記憶や情報を組み合わせ、自分なりの考えを導き出す機能を高めるのです。また、先に、認知症との関連で聴覚の重要性について述べましたが、それにもよい影響を与えます。私が診ている認知症の患者さんで詩吟をたしなんでいらっしゃる方が何人かいますが、症状の進行が遅い。だから、声を出すことは脳にいいという実感があります。

新聞で音読に一番適しているのは、1面コラムだと思います。朝日新聞であれば「天声人語」、毎日新聞は「余録」、読売新聞なら「編集手帳」……。各紙、1面コラムは名文家と目される記者が書いており、重大ニュースを取り上げるにしても、あまり知られていない話や面白いエピソードが出てきます。文章も凝っているような気がします。一般記事の音読はテレビのアナウンサーが読むような無機質なものになってしまうかもしれませんが、1面コラムは、抑揚をつけたり情感を込めて読んだりするのに適しています。

文字を追って読むと意味は理解できます。でも、声に出して読むと、文章のリズムを体感できるのです。つまり、うまい文章かどうかが、目で読むのに比べ、より分かるのです。自分が文章を書くときにも役に立ちます。

厚生労働省の令和5年人口動態統計月報年計（概数）によると、日本人の死因の第5位は肺炎。6位が誤嚥性肺炎です。飲み込み障害へのトレーニングとしても「発声」は効果がありますから、是非、日課にしていただきたいと思います。

ヒント！ 4

読むだけではなく「参加」する

新聞に載っているのはニュースだけではありません。脳トレクイズ、クロスワードパズル、間違い探しから俳句・短歌・川柳投稿、プレゼントまでワクワクするような**読者参加型の仕掛けがたくさん**詰まっています。これらは、ギャンブルと違って〝依存症〟になっても実害はないので、是非、参加してみてください。

クイズやクロスワードパズル、間違い探しは、脳をとても使い、達成感も大きい。

そして、投稿欄。人間というのは単純な生き物なので、自分の投稿が採用されるとかなりうれしいものです。自分が関心を持ったニュースについて考えたことを文字にして、朝日新聞であれば「声」欄、毎日新聞であれば「みんなの広場」などに送ってみる。人間は年をとればとるほど注目される機会が減るので、「新聞に自分が書いたものが載った」と自慢でき、「すごい」と評価される機会を得るのは快体験に他なりません。はがき1枚で参加可能な読者投稿欄は一推しです。また、俳句や短歌、川柳も素養がないからと遠慮せずに、トライしましょう。頑張って投稿し続けていれば上手くなるでしょうし、採用の可能性は高まります。

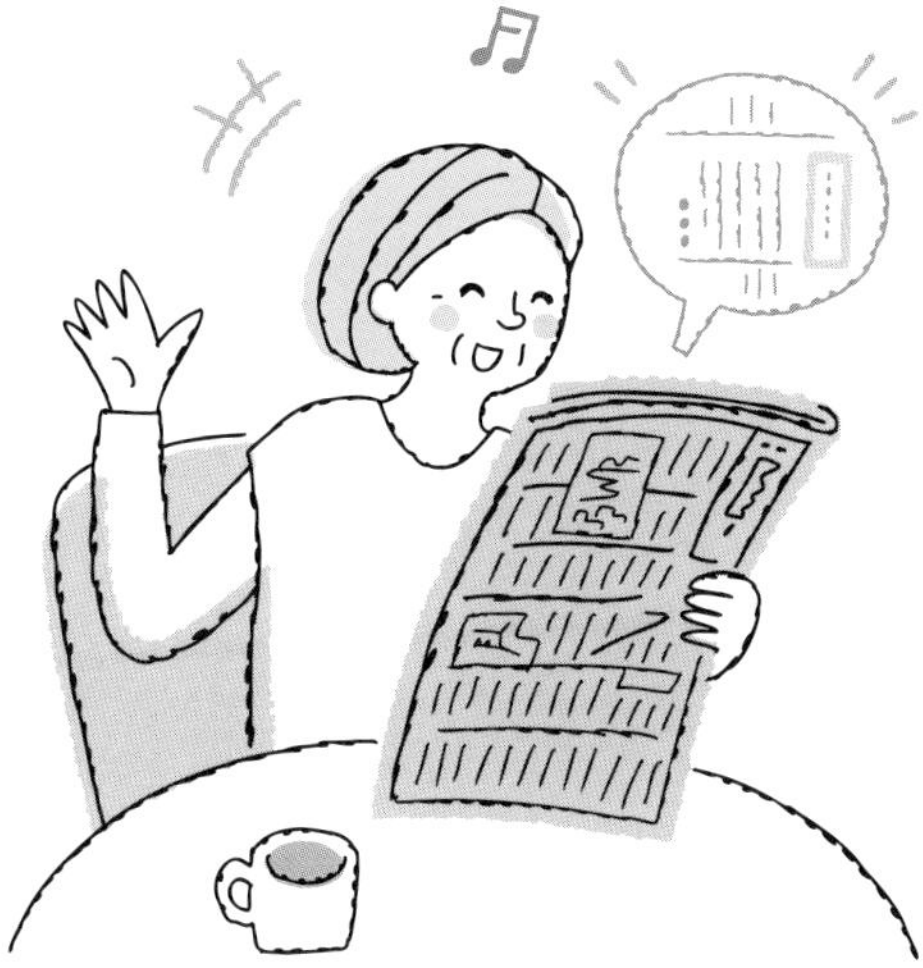

実は、**創作過程が一番素晴らしく、頭を使う**のです。私が映画を作る過程で何が最も楽しいかというと、撮影しているときもそれなりに楽しいのですが、編集や音入れなどのポストプロダクションに携わる段階なのです。撮った映像を取捨選択して、伝えたいことが最も効果的に伝わるようにする。この作業では脳をくるくる回転させなければなりません。

ボケ防止というレベルを超えて、「自分は賢くなるぞ」くらいの意気込みで、新聞に「参加」してほしいと願います。

せっかく、毎月高い購読料を払っているのだから、すみずみまで目を通し、元をとる気持ちで。

ヒント！ 5

スクラップをする

関心のあるテーマについては、その記事をスクラップしてみてください。テレビのニュースでは難しいことですが、新聞ならスクラップできる！と楽しんでほしい。手先を動かすことにもなります。記事を切り取るのが面倒だったら、関心のある記事に印をつけて、そのページだけ破って保存してもいい。これらの作業では頭も身体も使います。身も蓋もない言い方ですが、年をとると、手でも口でも頭でも何でも使わないと劣化する。要は、老化を食い止めるためにいろいろ使い倒しまくれということです。

スクラップは、前頭葉を鍛える「アウトプット」に役立ちます。記事を読んで理解するのは側頭葉で、それらをもとに自分なりの考えをまとめるのは前頭葉。関心あるテーマについて自分の考えをまとめて、発信したり、人に話したりするときにスクラップは有用です。

多くの新聞社では、紙の新聞を定期購読すると、「紙面ビューアー」というソフトを使いスマホやパソコンで紙面を見ることができます。電子書籍の新聞版のようなものです。これは、文字を大きくできるので高齢者には読みやすい。記事の切り抜き機能もついているので、面白いと思ったり関心を抱いたりしたニュースは、切り抜く。フォルダーを作り保存しておけばいい。このような切り抜きは、フォルダーをテーマごとに分類しなくても、取り出したいテーマについて検索すれば取り出せるので便利です。

ニュースはインターネットで読むという方には、これはという記事をパソコン上にフォルダーを作って放り込んでおくことをおすすめします。文章をパソコンで書く場合には、これが非常に便利なのです。

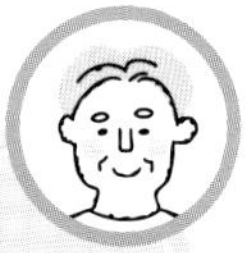

折り込み広告は宝の山

新聞には広告も載っています。

広告というと、企業が自社の製品を買ってもらうため、というイメージが強いでしょうが、最近は違います。ＳＤＧｓ（持続可能な開発目標）や社会の多様性を意識したものが多くなっており、世の中の変化を学ぶきっかけになる場合もあります。

もっと身近なレベルですと、折り込み広告。そのままゴミ箱に入れるのではなく、是非、目を通してみてください。一興どころか多興。とにかく様々な価値ある地域情報が満載です。

例えば、スーパーやドラッグストアの特売の値段を比べてみると、物価の動向は、記事を読んでいるより実感できます。新店舗オープンの折り込み広告を見つけたら、行ってみてください。これまでに行ったことのない店に出かけるのは、前頭葉に「刺激」をもたらします。最近は、**クーポン**がついている広告もあり、なおさらお得です。

私は、近所のスーパーが月1回、「駅弁祭り」をやるのを折り込み広告で確認して、買いに行くのが楽しみのひとつになっています。歩いて数分で、電車だと何時間もかかる場所の駅弁を入手できるなんてワクワクします。

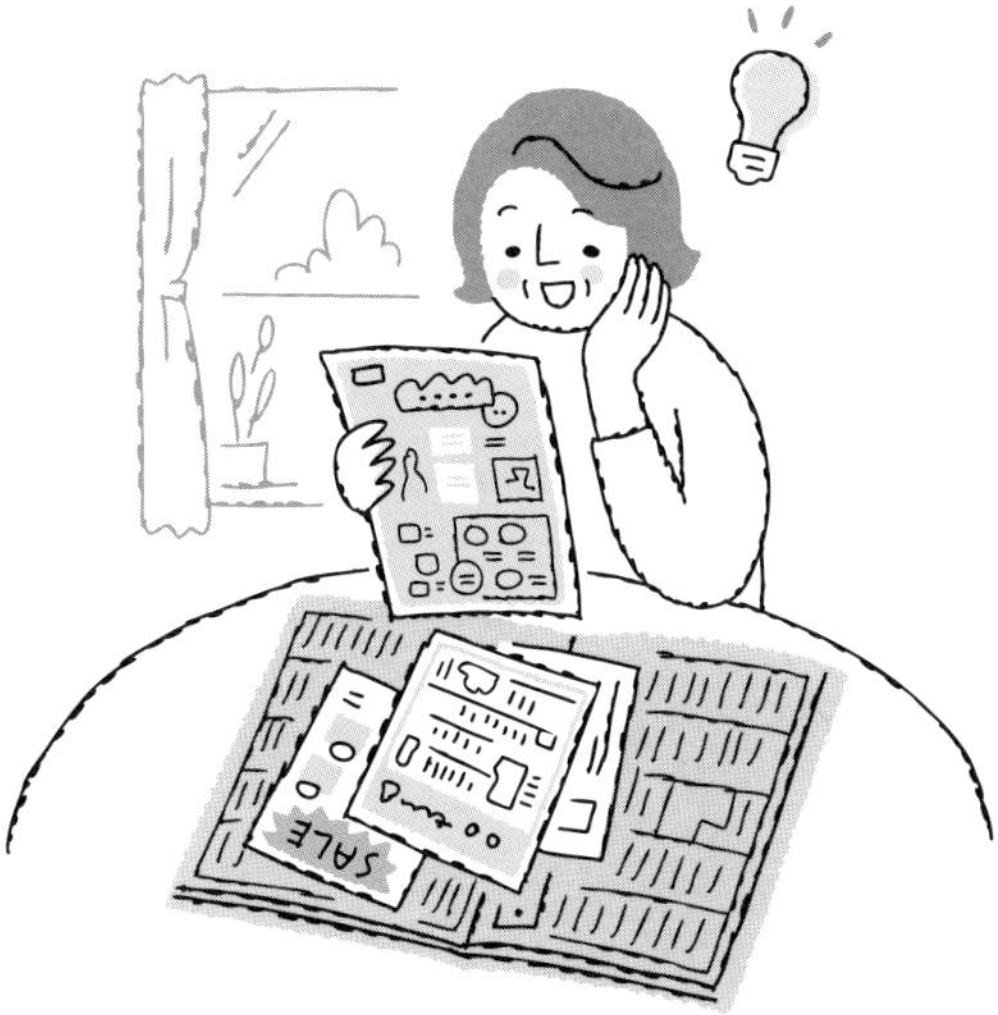

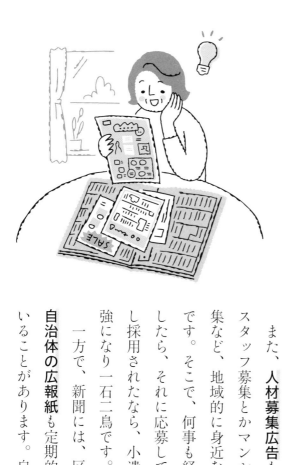

また、**人材募集広告**も注目です。販売スタッフ募集とかマンションの管理人募集など、地域的に身近な求人情報が満載です。そこで、何事も経験。元気な方でしたら、それに応募してみましょう。もし採用されたなら、小遣い稼ぎ&社会勉強になり一石二鳥です。

一方で、新聞には、区市町村報などの**自治体の広報紙**も定期的に折り込まれていることがあります。自治体の広報紙というと面白くない、お堅いと決めつけがちですが、実はお役立ち情報の宝庫。健康診断、ゴミ収集などの生活福祉に関するお知らせはもちろん、無料もしくは格安の習い事や行事、講演会、スポーツ教室、生涯学習の講座などのお知らせがいっぱい載っています。パソコンやスマホの基礎講座は定番。参加費が高いものは掲載不可の自治体が多いこともあり、安心感があります。

また、地域ボランティアや高齢者人材センターへの登録など社会に貢献でき、新たな居場所となりそうな情報もあります。折り込み広告に目を凝らしてみれば、そこは意外なお宝情報の宝庫。「想定外」「刺激」をお得にゲットできます。

Chapter 6

第6章

それでも……ボケの兆候を感じ取ったら

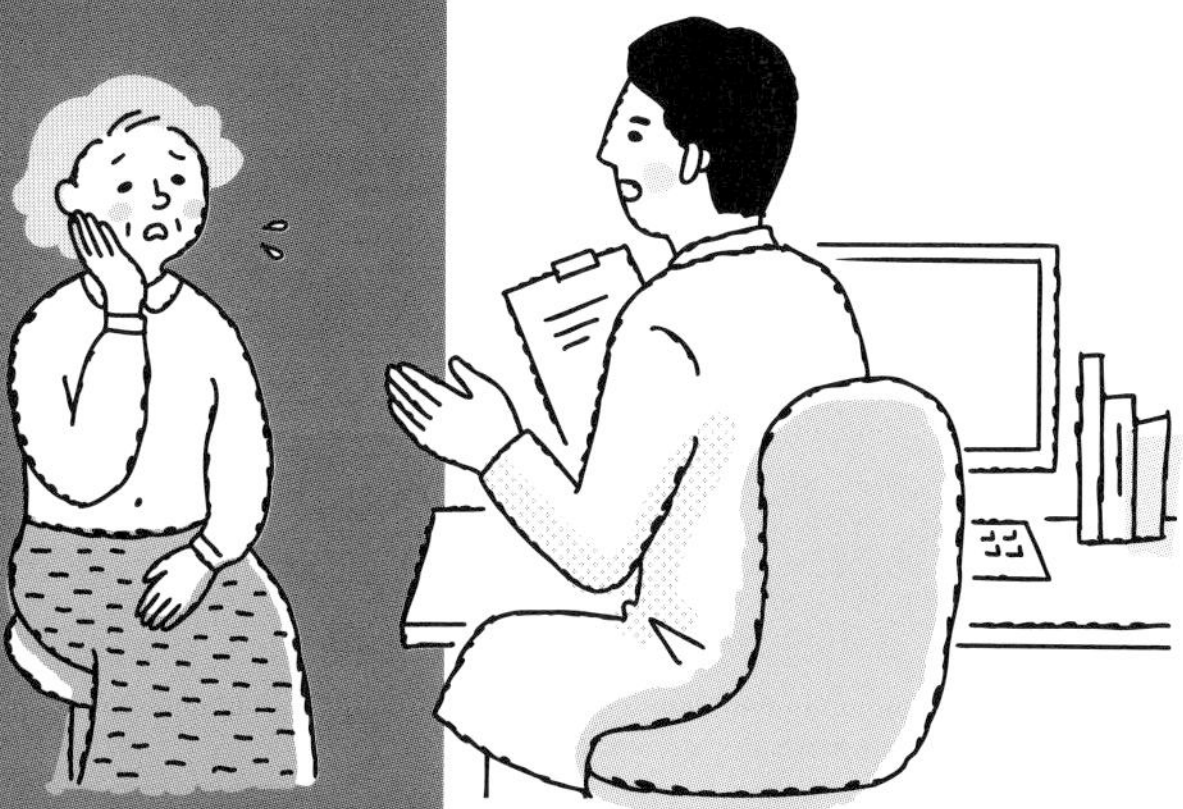

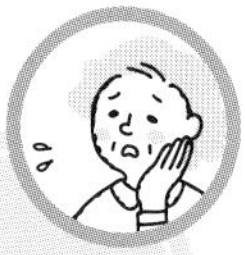

加齢による「物忘れ」と認知症との違い

自分がボケてきたんじゃないかと思うのは、物忘れが激しくなったと感じるときではないでしょうか。人の顔は浮かぶのに名前を思い出せない、昨日の夜、何を食べたのか思い出せない……。

「物忘れ」すなわち記憶障害には、主に「入力障害」と「出力障害」があります。「入力障害」は、頭に新たに情報を入力する力が低下することです。例えば、さっきカレンダーで今日は何月何日と確認したのに、覚えていない。人と会う約束をしたのに、約束したこと自体、忘れてしまっている。あるいは、昨日、花見に行ったのに、どこに行ったか場所を思い出せないのではなく、花見に行ったこと自体を覚えていない、といった類いです。

これに対し、40~60代の人が「物忘れ」で心配するのが、「アレ、何だっけ?」とか「あの人の名前、何といったっけ?」という場合がほとんどです。テレビのニュース番組に、バイデン米大統領が出てきたとき、「トランプじゃないのは分かるけれど、何という名前だっけ？」と思い出せず、人に聞いて「バイデン」と言われたら「そうだ」となる。人に教えられたり、ヒントを与えられたりしてはっきり思い出すのは、インプットしていた情報を上手くアウトプットできないだけだからです。これが「出力障害」です。中高年ともなれば、覚えていることがたくさんあるので、すぐに思い出せなくても不思議ではありません。気にすると余計、悪化します。

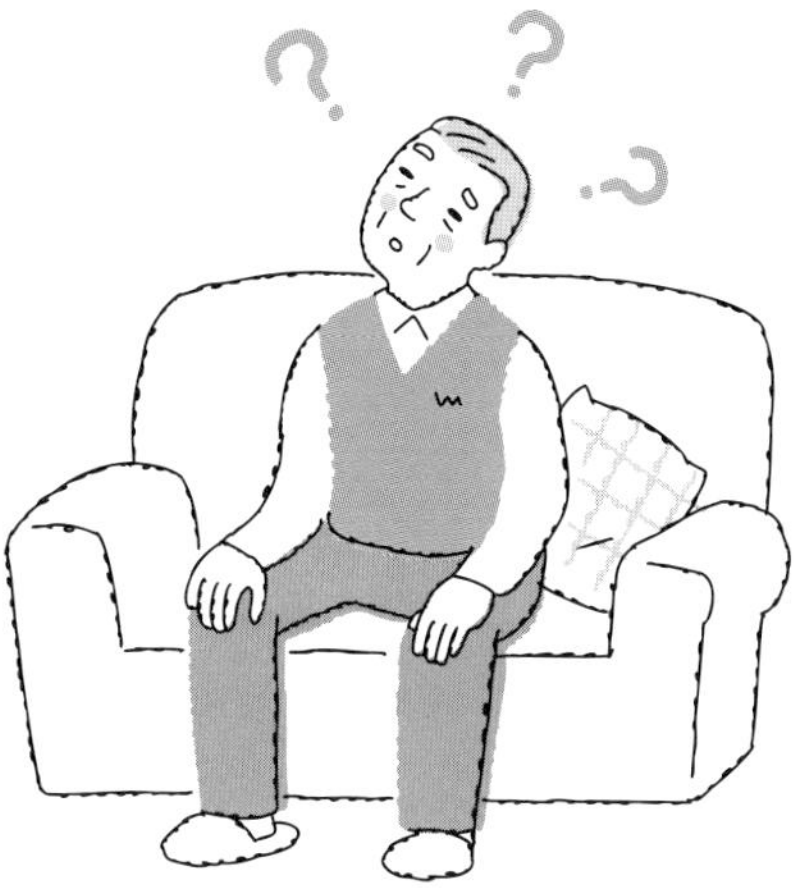

認知症は大抵、物忘れから発症しますが、**初期に現れる物忘れは、原則的に入力障害**です。出力障害しかなく入力障害がなければ、別に心配する必要はありません。でも、もし入力障害を感じたら、「ボケの兆候」なのです。ただし、このようなことは、うつ病や男性ホルモン不足のときにも現れる場合がありますから、必要に応じ医師の診断を受けるといいでしょう。

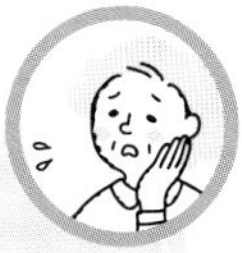

だからこそ頭を使う

今説明した「入力障害」をなんとなく感じてきたとします。「このまま認知症になってしまう」と悲観的な考えに結びつけるのが、実は一番まずいのです。ますます進行してしまいます。

認知症になったら「人生終わり」と言う人が多いのですが、そんなことは全くありません。

認知症は進行性の病気ですが、基本的に緩やかに進行します。この進行は、初期が2〜3年、中期は3〜5年、末期は3〜5年くらいといわれています。初期から中期の前半ぐらいにかけては、ほとんど何でも自分でできます。残念ながら、認知症を根治することはできません。しかしながら、通常の進行が緩やかであるにもかかわらず、**諦めて何もしなくなると認知症は急速に進んでしまう**のです。

つまり、ボケてきたからといってこれまでの生活を変えたり、あるいは、周囲の人が、本人がこれまでしてきたことをやらせなくなったりすると、急速にボケが進行してしまいます。従って、ボケの兆候を感じ取ったとしても、これまで自分がやってきたことを続ける、〝現役〟でいることが重要です。

身体は、年をとって歩かない日が続くと、まずフレイル（虚弱）状態になります。フレイルになっても放置すると介護が必要な状態になってしまいます。脳も同じ。ボケ始めの時、「もうダメだ」と何もしなくなるとボケの進行は速く、逆に頑張って脳を意識的に使っていると進行は遅いのです。

先に指摘した、茨城県鹿嶋市と東京都杉並区の認知症の人との比較でも明らかです。外出したり働いたりしている鹿嶋市の高齢者のほうが、認知症の進行がかなり遅かったのです。とにかく、これまでの生活を変えないようにすることです。

ボケの兆候を感じたら、「**認知症は、長生きをすれば誰にでも訪れる老化現象**」と考え、悲観せずジタバタせずに受け入れる。もしジタバタするのであれば、脳の老化を少しでも遅らせるため頭を使うとか、脳を活性化させる生活を考えるとか、そのようなことにジタバタしてください。

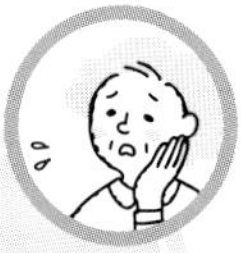

MCIは元に戻ることもある

身体の虚弱状態がフレイルだとすると、**脳のフレイルが「MCI」**。健常者と認知症の人との中間にあたり、そのまま症状が進行すれば認知症と診断される状態を指します。「Mild Cognitive Impairment」の頭文字をとったもので、「軽度認知障害」と訳されます[*1]。

認知機能に問題が生じてはいますが、日常生活には支障はありません。「ボケの兆候」といってもいいかもしれません。ＭＣＩの段階から薬を飲んだり、「食事」「運動」「生活習慣」の改善など予防活動を始めたりすることで進行が遅くなるなど、一時的に症状が改善したりします。認知症の本格的発症を食い止められることも分かっています。

ＭＣＩの人が意識的にちゃんと頭を使っていると、何割かの人は元に戻ることもあります。国立長寿医療研究センターが4年間、ＭＣＩの人を追跡調査したところによると、予防活動をすることで、なんと約46%の人は認知機能が正常に戻ったそうです。

だから、ボケの兆候を感じたとき、「自分はもうダメだ。このまま認知症になってしまう」と悲観的になったり、諦めたりすることが一番よくないのです。周囲の人に「ボケたんじゃない?」「病院に行ったら?」と言われ、**腹を立てたり、自分の殻に閉じこもったりすると、余計、脳への刺激が少なくなり、脳の老化が進みます。**

自分がMCIかどうか気になる人はいるでしょう。でも、私に言わせると、MCIでも認知症でもやることは同じ、脳を使うということ。だから、MCIかもしれないと検査を受けて、診断が下った場合、「よし頑張ろう」と、脳や身体を鍛えようと思える人はいい。しかし、「やっぱり脳が弱っているのだから仕方ない」と投げ出して、落ち込んでしまうような人は、検査を受けないほうがいいと思います。ボケの兆候が気になり始めたら、まずは「頭を使い続けろ」と強調したいのです。

＊1　ＭＣＩ　厚生労働省の定義では「①年齢や教育レベルの影響のみでは説明できない記憶障害が存在する②本人または家族による物忘れの訴えがある③全般的な認知機能は正常範囲である④日常生活動作は自立している⑤認知症ではない」としている。
「物忘れ」の症状としては、▽置き忘れやしまい忘れをすることが多くなった▽数分前に聞いた話を思い出せないことがある▽同じことを言ったり聞いたりする▽今日が何月何日か、何曜日か分からないことがある▽物の名前が出てこないことがある、など認知症と似ている。

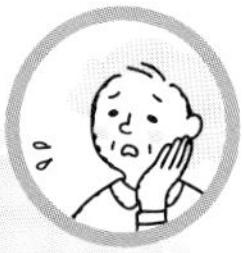

今できることを減らさない

先に指摘しましたが、認知症は、いきなり何もできなくなるものではありません。脳には残存機能があり、「ボケてきたかな？」くらいだったら、これまで通りの生活を送ることができます。一番大切なのは、ジタバタせずに「**ボケていても今できることを減らさない**」ということです。認知症の原因は脳の老化で、特に前頭葉の機能が低下してくると、意欲が衰えます。そうすると、着替えも面倒、

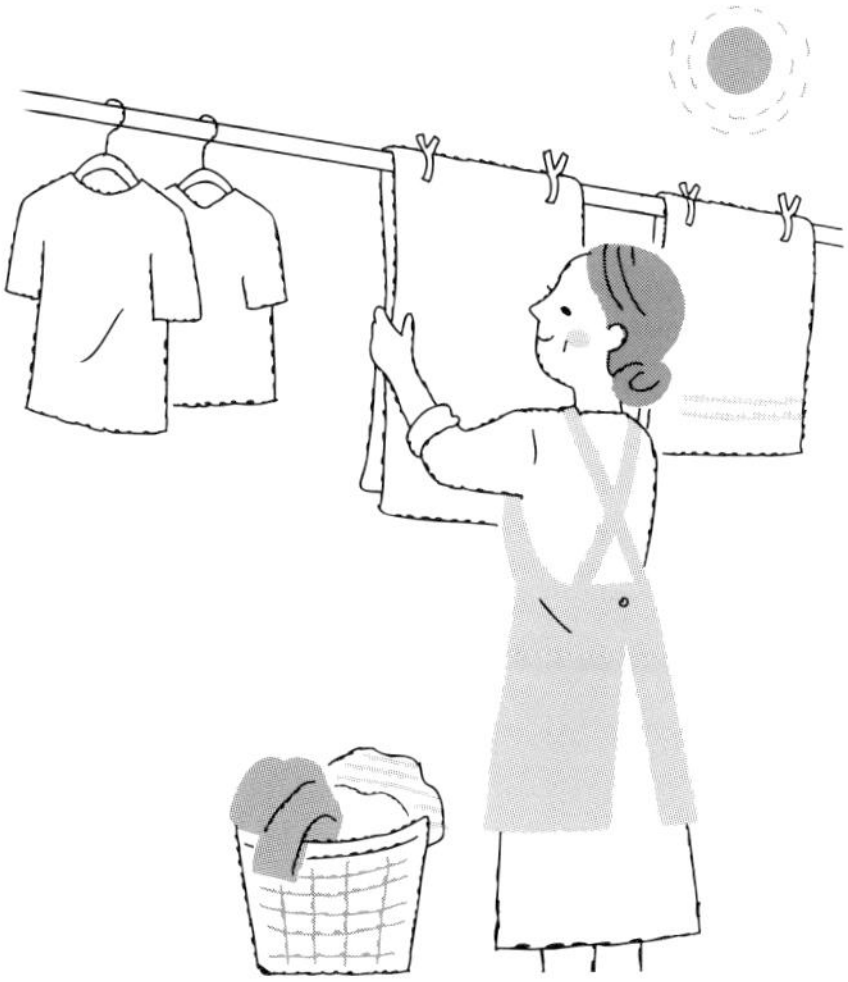

買い物も億劫になってしまいます。
必要最低限のことしかしなくなると、認知症はどんどん進みます。だから、料理、洗濯、掃除を現在しているなら続ける。仕事をしているなら辞める必要はないし、地域活動やボランティア活動も続けてください。しつこいようですが、自動車の運転も軽度であれば続けることは可能です。

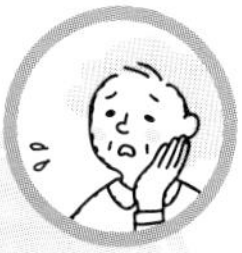

周囲で状況の共有を

また、当事者の状況について、周囲の人が状況を共有し、理解することもとても重要です。親がボケてきたからといって、本人が今できていることを取り上げたり、やらせないようにしたりするのは禁物。家事や料理も、周囲の人がやったほうが速いし面倒ではないからとやめさせてしまいがちです。ただ、こうすることでボケを悪化させ、結局、かえって面倒が増えることになるのです。できることは自分でやらせるのがいいのは前述のとおり、一人暮らしの認知症の人のほうが認知症の進行が遅いことからも分かります。

もう1つ言えるのは、認知症は覚えられない病気なので、新しい情報が脳にインプットされにくいということ。昔のことは覚えているのに、さっき言ったことは全く覚えていないのはそのためです。なので、例えば、ガスコンロをＩＨコンロにするなど家電を換える、家をリフォームするというようなことは、「ボケ始めたかな?」くらいの時期にしておいたほうがいい。ある程度症状が進んでからだと、うまく操作ができなくなったり、家の中で迷ったりします。これには周囲の人も気をつけてください。

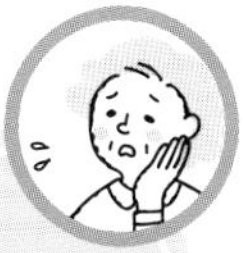

デイサービス万歳！

高齢者にとって、前頭葉の老化や男性ホルモンの減少によって意欲が落ちることが脳の老化に一番、よくないと強調してきました。だから、ボケの兆候を感じたら、意識的に意欲をかきたてること。世間様がどう言おうと、つまらないことでも何であろうが、様々な刺激に接することに意義があるのです。

そこで改めて強調したいのが、デイサービスです。デイサービスなんて、症状が進行した人たちが行くところだろうと思うかもしれませんが、大きな誤解です。**スポーツジムと同じような感覚で利用**してほしい。

実際、症状が非常に軽くて、日常生活にほとんど支障が生じていない場合、本人からすると「ちょっとボケてきたかな？」くらいでも、多くの医師は「認知症」と診断を下します。早めに治療を始めたほうが進行を遅らせる可能性が高いことに加え、介護保険を利用できるようになるからです。最も低いレベルの「要支援

1」でも、週1～2回ほどデイサービスを利用できます。

2000年に介護保険制度が始まり、デイサービスを使う人が増えました。デイサービスは、高齢者が自立的な生活ができるよう、必要な日常生活上の世話や機能訓練を日帰りで行うところ。基本的には、施設の方が自宅から施設まで送迎もしてくれます。

利用者が楽しく過ごせるように、書道、陶芸、生け花、リズム体操、さらには麻雀など様々なプログラムが用意されています。外出につながり、身体も頭も使い、いろいろな人とのコミュニケーションも増えます。脳が刺激され、認知症の進行を遅らせる効果が期待できます。このように、デイサービスは昼間に預ってもらえるので介護する人の負担を減らすだけでなく、何より本人にメリットがあるのです。実際、介護保険制度が始まってから、**デイサービスが認知症の進行を遅らせる**のに非常に貢献していることを実感しています。

デイサービスに行って、「ちいちいぱっぱ」と童謡を歌わされるなんて嫌だと言う人がいます。特に、現役時代バリバリ働いていた男性は、沽券《こけん》にかかわると嫌がる人が多い。でも、デイサービスのメリットは、集団の中で活動するから無理矢理にでも頭を使わざるを得ないということ。だから、65歳になって、ボケ始めたかなと感じ、介護保険を使える人は、デイサービスを積極的に使ってほしいのです。

以前は確かに、高齢者が「雀の学校」などの童謡を合唱する姿がよく見られましたが、昨今のデイサービスにはカラオケが設置されているところも多く、昭和歌謡やビートルズなどの洋楽が楽しげに歌われているのです。そして、そこでは自分が輝いていた〝現役〟がよみがえる瞬間を感じられるはずです。

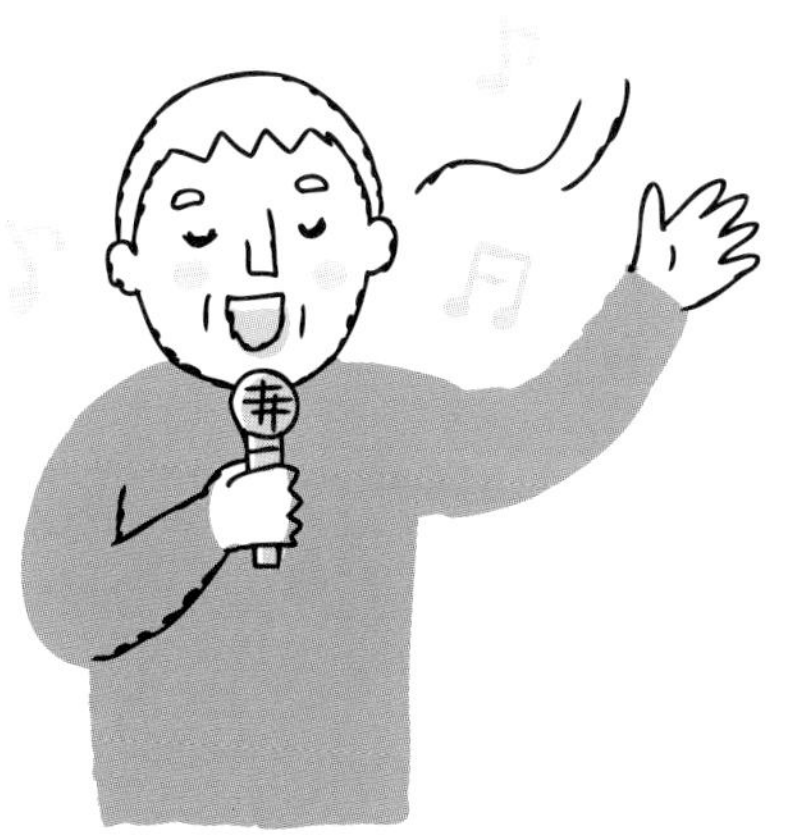

ちなみに、**カラオケは脳を刺激する**とともに、声を出すことで口や喉が鍛えられますから高齢者にはおすすめです。皆で集まって楽しむ機会があれば、孤立防止にも役立ちます。デイサービスの様々なレクリエーションを試すことで、これまで興味がなかったこともやってみれば、面白いと思うものに出会うかもしれません。また、自分の隠された〝特技〟

が見つかる可能性もあるのです。例えば、デイサービスの絵画教室で描いてみたら、面白いとのめり込むようになり、結果、個展を開くようになったケースもあるのです。

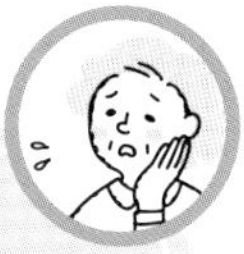

認知症に関する勘違い

認知症に関して、世間の勘違いのひとつに「5分前のことも覚えていない」とか「ご飯を食べたことも覚えていない」など、ボケが進行したように言われることがあります。しかし、現実には、その割には話が通じたり、一人で着替えや入浴ができたりするのです。

認知症になっても、いきなりと何もできなくなるわけではありません。**残存機能**があるのです。昔から習慣としていた言動であれば、かなり変わらずにできます。そのように生活動作がほどほどに保たれている場合、記憶障害が重くても私たち医師は、それほどボケは進んでいない、認知症は重くないと見ます。だから、大事なのは、ボケたかなと思っても、とにかく脳を使って残存機能を働かせ続け、脳を使う生活を意識することです。

周囲の人も注意しなければなりません。極端なことを言えば、認知症の人が、アイスクリームを食べたいと言ったときに、ボケているからアイスクリームじゃなくてもいい、と勝手に周囲が決めつけることは許されません。本人の意思、こっちが好きとか嫌いといった**現実的な意思は、認知症がかなり進んでも結構、保たれる**のです。それは尊重しなければなりません。

「老人ホームに入りたくない」という意思は、医師として認めてあげないといけない。悩ましいですが、そんな時は**体験入所**してもらう。それで嫌がらなければいいし、逆にそこのご飯がおいしいとか、スタッフが親切だと気に入る場合もあるわけです。認知症の場合も、本人の意思を尊重するというのが認知症基本法にもうたわれた大事なポイントなので、それを踏まえて対応を考えましょう。

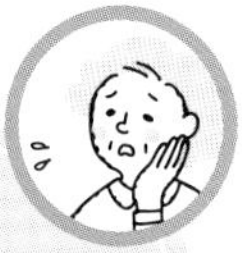

メモ魔になろう

認知症になると、記憶をつかさどる海馬の能力が落ちてくるのですが、これは改善しません。だから、なんだか物忘れがひどくなってきたなと感じたら、忘れてはいけないことや約束などは、すぐさま紙に書いておく、メモすることを習慣づけてください。友人と電話で話して会う約束をしたら、放置しない。記憶に頼るのではなく、その場で付箋に書いて目につくところに貼っておく。この他、買い物で購入するもの、ゴミを出す日、週末にしなければならないこと、全て紙に書いてメモにする習慣をつけてください。

物忘れの強い味方は「メモをとること」。特に、手書きがいい。パソコンやスマホはキーボードをタッピングするだけなので、そんなに頭を使いませんが、手書きの場合は、筆記用具を使って指先を動かしますし、日本語の場合は、漢字、ひらがな、カタカナを書き分けねばなりません。

書くことは、ボケによる記憶間違い防止になるだけでなく、前頭葉を刺激する脳トレにもなります。認知症の中期で「メモ」を習慣化するのは難しいですが、初期であれば十分可能です。

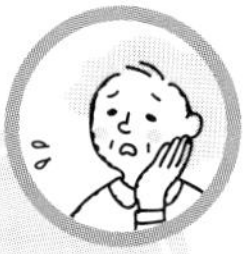

AIに期待

今、「手書き」の効用を説きましたが、とはいえ**スマホやパソコンは、高齢者にとっても大切な文明の利器**です。認知症になったら、パソコンやスマホは使えなくなると思うかもしれませんが、これまで使えた人なら初期であれば問題なく使えます。ボケてきたなと思ったら、意識的に使うことを心がけてください。

パソコンやスマホでインターネットを駆使できれば、分からないこと、忘れてしまったことを簡単に調べられます。必要なものはネットショッピングで購入できます。音楽や映画、エンターテインメントの配信動画をＹｏｕＴｕｂｅなどで

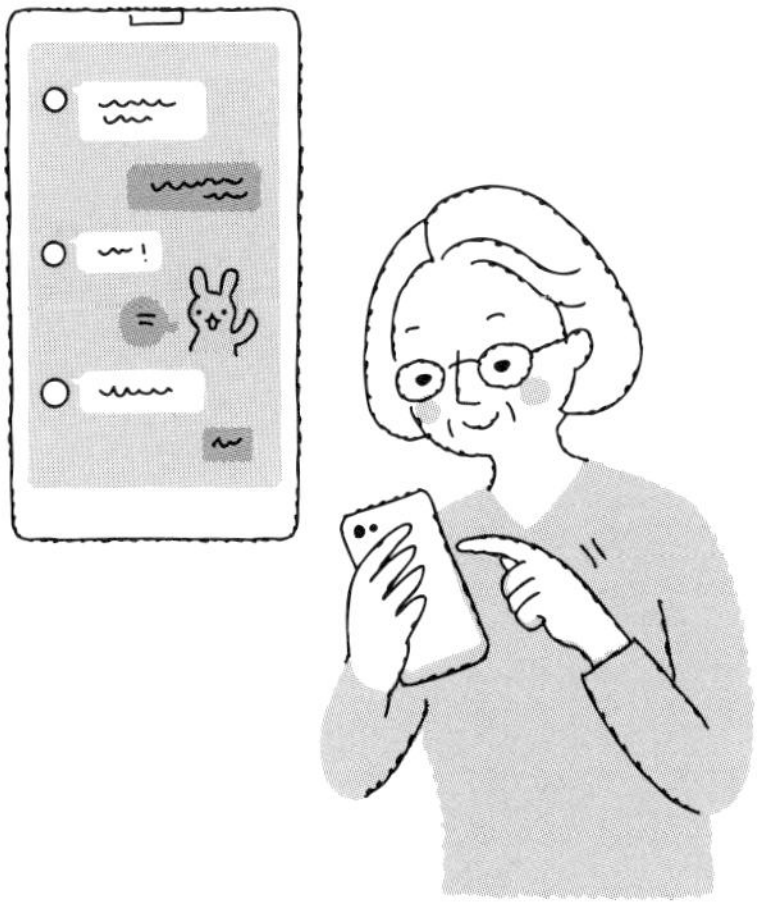

自由に見ることもできます。

そして、スマホやパソコンは、前頭葉を活性化させるのに一番重要なコミュニケーションの道具として役に立つのです。メールやＬＩＮＥで家族や友人と〝会話〟ができます。ＳＮＳは、自らの情報発信、アウトプットに使えます。

これからはＡＩ（人工知能）が、認知症の人の大きな助けになる時代が来るでしょう。今のところ、高齢者が迷子にならないように位置情報を確認できるスマホや、携帯を持たせて、迷子になってもその人がいる場所を見つけられるという「ＩＴ」レベルですが、ＡＩ時代になれば、もっと進化します。

例えば、腕時計にカメラとレコーダーがついて、それをはめた認知症の人の一日の行動を観察できるようになる。道に迷いそうになったら、腕時計が教えてくれる。「鍵がない」とつぶやいたら、前日に置いた場所を教えてくれるといったことが可能になります。

また、冷蔵庫の中身もＡＩカメラが記憶してくれている。食料品店に行って冷蔵庫にまだたくさんある豆腐を買おうとしたら、腕時計が注意してくれるとか、そんな時代が遠くない将来に来ると思います。

現在、ＡＩ搭載の見守りロボットなど認知症の人の生活を助けるＡＩの技術開発が活発に進められています。このような取り組みは、将来、認知症患者のＱＯＬ（クオリティオブライフ）の改善に役立つ可能性が高いでしょう。

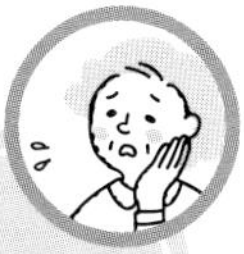

施設探しも脳トレ

先にも指摘しましたが、認知症の症状が進んでくると、家族か施設のスタッフなのか、誰に介護されているのか分からなくなります。そうなったら、介護のプロに委ねられる施設に入るのが一番です。本人も家族もハッピーなのです。

住み慣れた家で老後を過ごしたい、最期を迎えたいという気持ちは分かります。それがかなうのであれば問題ありません。でも、現実には難しい場合のほうが多い。

だから、ボケ始めたなと感じた頃に、**自分が入りたい施設を考えておく**のがよいと思います。自分で入りたい施設や老人ホームに入れるくらいのお金の算段をする。希望に合う施設を自分で探す。今は、ほとんどの施設が見学可能で、体験入居もできるところも多いようです。是非、面白がって見学してみてください。

そして、入居するタイミングを考えるのです。

そうすれば、認知症が進行してバタバタと家族が施設を決めて、不本意な施設に入れられるということが避けられます。何より、自分の意思が通るのです。「脳トレ」のひとつだと思って、やってみることです。

これに関連して言うと、ボケ始めぐらいの時には施設だけでなく、**将来について、考えておく**のが自身にとっても家族にとってもよいと思います。家屋や預金、保険などの財産、医療・介護の希望、相続・遺言、葬儀・墓、終末期の迎え方など、エンディングノートに記すような項目について、やるべきことや自分の希望をリスト化しておいてもいいかもしれません。これも深刻にならずに、脳トレと考えればいいのです。

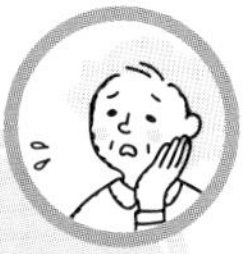

認知症になったら「勝ち組」と思っては？

重ねて強調しますが、認知症になったら「人生終わり」ではありません。年をとるほど、「もうダメだ」「年だから」「不幸だ」と落ち込んでしまうかもしれませんが、それは思い込みです。ボケたら人間に尊厳がなくなるかといえば、もちろんそれは絶対に違います

アメリカのダートマス大学のデービッド・ブランチフラワー教授は、世界１３２カ国で人間の幸福度と年齢の関係を調べました。結果、人の幸福度は18歳ぐらいから下がり始め、47～48歳で最も低くなり、それから再び上昇して、一番幸せだと感じるのが82歳だったのです。この傾向は、先進国も開発途上国もほぼ同じ

で、U字カーブを描いていました。日本でも、幸福度が最も低いのは49歳で、最も高いのは82歳以上でした。

このように、高齢になると幸福感が増すのはなぜでしょうか。私は、人間というのは、もともと幸福を感じやすい脳を持っているのだと思います。でも、学校に入ったり、社会に出たりすると、いろいろ嫌なことも我慢しなければならない。出世したいといった欲も出ます。幸福脳が阻害されてしまうのです。しかし、年をとってくると、要求水準が下がってきます。当たり前の日常をありがたいと感じるようになるからではないでしょうか。

ただ、私の経験で言うと、現役時代に社会的地位や生活水準が高かった人は、高級老人ホームに入っても幸せと感じられない一方で、苦労をしてきた人は、老人施設で3食食べられ、職員に親切にしてもらえて幸せだと言うのです。

ただ、認知症になると、そんなことは関係なく、みんなだんだん幸せになっていくのです。症状が進むにつれて、明るく、ニコニコするようになります。かつて有名だった「きんさん・ぎんさん」の双子のお婆さんは、医師としてはテストをすれば認知症と診断されただろうと思いますが、いつもニコニコしていたでしょう。認知症になると、人の目は気にならなくなるし、煩悩も消えていきます。妙なプライドからも解放されます。性格が悪くなったという人もいません。

また、まずボケが進むと、人生で経験した辛かったことや嫌なことなど、全て忘れてしまいます。楽しかったこと、幸せだったことの記憶のほうが残りやすい。嫌な思い出が残らないのは、認知症には、辛い記憶を自分が心地よいように書き換えてしまう力や、**それまでの人生を幸せ一色に塗り替えてしまう力がある**のです。だから、明るくニコニコするようになるのでしょう。

私は、そのような高齢者を数多く診てきているので、認知症とは、平等で幸せな病気だと痛感せずにはいられません。**人生の真の「勝ち組」**なのかもしれません。

ボケてきたら、神様がくれた幸せに近づいてきたと受け入れることが、何よりその後の心豊かな生活に通じるのです。医者だから客観的な目線で言っているのだろうと信じてもらえないかもしれませんが、それは違います。多くの認知症の人に接し、私が抱いていた「人生終わり」の先入観は覆されました。私も、ボケを当たり前と受け止め、ニコニコ老人で人生を終えたいと心から願っています。

おわりに

日本人は恐ろしく前頭葉を使わない国民だとつくづく思います。特に、この30年に及ぶ日本の低迷は、日本人全体の前頭葉の老化によるものだと、精神科医からすると声を大にして言いたいくらいです。前頭葉にとってアウトプットこそ重要だと説きましたが、今の日本人にとってアウトプットといえば、SNSで同調しないものを叩くこと。行動は全く起こさないも同然です。これまでにしがみついて、みんなで沈めば怖くないという感じです。だから、自民党がどんなに悪いことをしても、政権を維持し続けているのだと思います。要するに、前頭葉を働かせるために大切な「変化」を望まない国民なのではないでしょうか。

原因のひとつに、日本の教育制度があるのではないかと推察します。私自身、灘校から東大医学部のコースを歩み、受験産業にもかかわってきただけに分かるのです。

東京大学や京都大学に入るようなIQ（知能指数）が高い人が日本では「優秀」

だとされ、いい会社に就職できます。しかし、答えがあらかじめ決まっている暗記や詰め込みで対応できる試験で、いい点数を取れた人が果たして「優秀」なのでしょうか。本来、自身や社会が直面している「答えがない」問題に取り組み、試行錯誤して解決への案を提示できるような人が、本当に「優秀」な人だと私は考えます。インプットだけでなくアウトプットもできる「前頭葉を有効に使える人」です。

医学部の入学試験の現状を見ると、それを痛感します。日本では現在、全国82すべての大学で医学部入試の時に面接を取り入れています。そもそもは、学力だけでなく、医者になる熱意や人間性などを見るために導入されたのですが、実際にはそうはなっていません。面接するのは医学部の教授。だから、受験生は、入学のためには教授に気に入られようとするだろうし、面接する教授は、自分に従順で逆らったりしないような学生を採りたくなるでしょう。その結果、新しいものを生み出すような受験生は落とされる可能性が高い。

一方、海外の名門大学、例えばイギリスのオックスフォード大学でもアメリカのハーバード大学でも、入試ではアドミッションオフィス（入試・広報の専門部署）の試験官が面接するのが通例です。教授が面接すると、教授の言うことを聞く学生しか入ってこないという考え方が根強くあるからです。教授に逆らい、議論をふっかけるような学生を優先的に採るそうです。

どちらが健全でしょうか。私は日本の大学から医学を大きく進歩させるようなイノベーションが生まれるとは思いません。もちろん医学だけの問題ではありません。「今の学説ではこうなっています」とインプットを説明するだけの人に学問を進化させることはできません。従来の学説を唱える人に、「それは違うのではないか」と疑問を呈して、「こうではないか」と新たなものを提示していかないと学問は進歩しないのです。アインシュタインは、ニュートン力学に疑問を抱き、一般相対性理論を構築したのです。

また、海外では、初等中等教育で一応、基本的な知識を叩き込み、高等教育では頭の使い方を教えます。日本ではどうか。ジャーナリストの池上彰さんが、テレビで様々な時事問題について解説して、「そうだったのか」と納得するのを全否定するつもりはありません。でも、これだけ日本は高学歴化しているのだから、「そうとは限らない」「それは決めつけではないか」「他の可能性は考えられないのか」「今の時代には当てはまらないんじゃないか」という反応が出てこなければならないのに、そうなっていない。高等教育で頭の使い方、つまり、前頭葉を鍛える教育をしていないからだと思います。

大学卒業後に就職しても、前頭葉を使わずに上司から言われた通りのことしかしない人がものすごく多い。しかも、そういう人間のほうが出世する。上に逆らうとか、クリエイティビティを発揮するとかすると、排除される。今の時代、ゼロから有を生むクリエイティビティがないと、ＡＩにとって代わられるに……。だから、変化が生じない。日本経済は停滞しているのです。

政治も同じ。最初に自民党政権のことに言及しましたが、例えば共産党が政権を執ったからといって、外交政策がコロッと変わると本当に思いますか。私は、共産党に政権交代したほうが、自民党に危機感が猛烈に生まれるだけマシだという考え方もあると思います。

でも、そんな発想には決して ならない。２００９年、民主党が政権交代を果たし、鳩山由紀夫政権が誕生しました。その後、政権に返り咲いた自民党は、「悪夢のような民主党政権時代」などと批判し、マスコミも追随し続けています。巷《こう》間《かん》でもぼろくそに言われています。

でも本当にそうでしょうか。2011年の東日本大震災が起きたとき、もし自民党が政権の座にいたら、原発事故対応やその後の原発政策はどうなっていたでしょうか。コロナ禍の時に自民党はほとんど臨時国会を開きませんでしたが、東日本大震災の時、民主党は国会を閉めませんでした。確かに、民主党政権時代は株安となりました。でも、株がいくら高くても生活がよくならないのは現在を見れば分かります。そして海外の日本に対する評価は高く、空前の円高でした。また失業率もその前の自民党政権時代よりはまだマシでした。

要するに、日本人は変化が怖い。現状維持のほうが楽だと思うのは、変化に対応できる自信がないからではないでしょうか。まさに前頭葉の老化と思わざるをえません。

また、昨今の自民党の裏金問題への対応を見ていると、政治家も国民のことを「不祥事やスキャンダルをすぐに忘れる」おめでたい人々と、バカにしているとしか思えません。つまり、どうせそのうち忘れると思われているのです。

本書で、認知症予防のためには前頭葉を鍛えることが重要で、そのためには、変化に果敢にチャレンジすることが必要だと切々と説きました。変化を恐れずに前進する。これは個人のボケ防止にとどまらず、日本の行く末を左右するのです。

だから、高齢者は前頭葉を鍛えて、アウトプットをして自分たちの権利を主張しましょう。社会のお荷物扱いをされながら、何も声を上げず、反論してこなかったことが、日本の停滞を招いたように思えてなりません。高齢者は、厚かましく堂々と要求し、社会を変えるぐらいの気概を持ってほしい。

そのためにも、テレビ、新聞をただぼーっと見たり読んだりするのではなく、前頭葉への刺激材料として思い切り使い倒してください。

和田秀樹

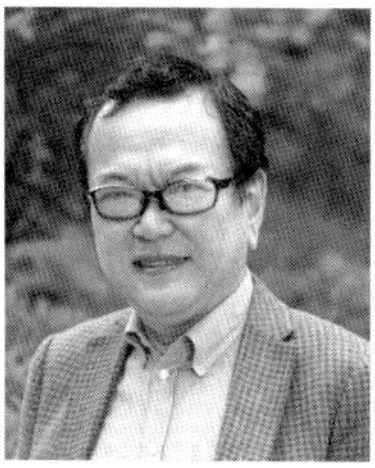

和田秀樹 [わだ・ひでき]

1960年大阪市生まれ。1985年東京大学医学部卒。同大学医学部附属病院精神神経科、老人科（現・老年病科）、神経内科で研修。国立水戸病院神経内科および救命救急センターレジデントを経て、当時、日本に3つしかなかった高齢者専門の総合病院・浴風会病院で精神科医として勤務。東京大学医学部附属病院精神神経科助手、米カール・メニンガー精神医学校国際フェロー、国際医療福祉大学大学院教授を経て現在、和田秀樹こころと体のクリニック院長。

一橋大学、東京医科歯科大学で20年以上にわたって医療経済学の非常勤講師も務める。また、東日本大震災以降、原発の廃炉作業を行う職員のメンタルヘルスのボランティアと産業医を現在も続けている。主な著書に『70歳が老化の分かれ道』（詩想社新書）、『80歳の壁』『70歳の正解』（いずれも幻冬舎新書）、『「がまん」するから老化する』『老いの品格』（いずれもPHP新書）、『70代で死ぬ人、80代でも元気な人』（マガジンハウス新書）など。

和田式　老けないテレビの見方、ボケない新聞の読み方
～認知症を先送りさせる前頭葉刺激習慣のすすめ～

2024年 7 月30日 第1刷発行
2024年12月 3 日 第6刷発行

著　者 ―――――― 和田秀樹
発行人 ―――――― 高橋 勉
発行所 ―――――― 株式会社 白秋社
〒102-0072　東京都千代田区飯田橋4-4-8 朝日ビル
電話03-5357-1701　https://www.hakusyusya.co.jp
発売元 ―――――― 株式会社 星雲社（共同出版社・流通責任出版社）
〒112-0005　東京都文京区水道1-3-30
電話 03-3868-3275／FAX 03-3868-6588
編集協力 ――――― 山田道子
イラスト ――――― 西谷 久
装丁／本文デザイン ―― 有限会社 北路社
印刷・製本 ―――― モリモト印刷株式会社

ISBN 978-4-434-34278-3